名医が教える
脳が老けない最高習慣

医学博士
白澤卓二

脳の老化リスク度チェック

あなたの脳は老化しやすいのでしょうか、それともそうではないのでしょうか。次の項目に当てはまるか否か、「はい」か「いいえ」を○で囲みましょう。

- お酒の中では赤ワインが好き　はい・いいえ
- 健康のために歩くようにしている　はい・いいえ
- 緑茶をよく飲む　はい・いいえ
- おしゃれには気を使っている　はい・いいえ
- 囲碁や将棋が趣味　はい・いいえ
- 日記をつけている　はい・いいえ

・カラオケが好き　はい・いいえ

・小型の青魚をよく食べる　はい・いいえ

・肉は赤身肉を選ぶ　はい・いいえ

・料理にはオリーブオイルを使う　はい・いいえ

・腹八分目を心がけている　はい・いいえ

・手芸など細かい手作業が好き　はい・いいえ

・毎食後、必ず歯磨きをする　はい・いいえ

・早起きが得意だ　はい・いいえ

・休日は自然の中で過ごす　はい・いいえ

「はい」の数（　　　個）＝ A

・睡眠が不足しがち　はい・いいえ

・お風呂よりシャワー派　はい・いいえ

・納豆は苦手だ　はい・いいえ

・好き嫌いが多い　はい・いいえ

・甘いものに目がない　はい・いいえ

・朝食はパン党だ　はい・いいえ

・体重はあまり気にしていない　はい・いいえ

・階段よりエレベーターやエスカレーターを使う　はい・いいえ

「いいえ」の数（　　　個）＝ B

- 最近、耳が聞こえにくい　はい・いいえ
- 歯医者とはご無沙汰だ　はい・いいえ
- 出不精で家の中で過ごしがち　はい・いいえ
- 寝る前のスマホの使用がやめられない　はい・いいえ
- 人と会うのは得意ではない　はい・いいえ
- 声に出して笑うことが少ない　はい・いいえ
- タバコをやめられない　はい・いいえ

この数値が判定ポイントになります。

判定結果は次のページ

A＋B＝（　　個）

判定&アドバイス

前のページで判定ポイントを出してからお読みください。

ポイントが22以上のあなたは？

健康的な生活スタイルを持ち、何ごとにも好奇心旺盛に取り組み、人とのかかわりを楽しんでいる様子が目に浮かびます。あなたの生活は、脳にとってまさに理想的。脳は老化しにくい環境だといえるでしょう。

今後も今の生活習慣を維持しつつ、さらに年齢を重ねても元気でいられるよう、生活の合間に、「脳のトレーニング」を取りいれていきましょう。

ポイントが 9〜21 以上のあなたは？

あなたの生活習慣は、脳の老化防止に理想的な側面と老化しやすい側面とが混在しています。そのため年齢を重ねるに従い、もの忘れや判断力の低下など、気になることが増えていくでしょう。すでに、人の名前がすぐ思い出せない、物を置いた場所をよく忘れるなど、思い当たる節もあるのでは？

今からでも遅くはありません。まだ若いうち、元気なうちに、生活習慣を改めるとともに、毎日の生活に「脳のトレーニング」を少しずつ取り入れていきましょう。

ポイントが 8 以下のあなたは？

あなたの生活習慣は、脳が老化しやすい環境だといえます。もの忘れや判断力の低下など、すでに気になっている人も多いのではないでしょうか。

それでも、あきらめる必要はありません。これ以上老化を進めないために、さらに、少しでも脳を若返らせるために、まずは生活習慣を全面的に見直しましょう。そして、脳への刺激を高める「脳のトレーニング」を毎日継続して行い、脳の神経細胞を増やす努力を始めてください。

ときめき発見シート

●子どもの頃から今までに、**好きだった曲・歌**を３曲以上書き出してみましょう。また、その頃、何をしていましたか？

1

2

3

4

5

●**お気に入りの本**を３冊以上書き出しましょう。また、その頃、何をしていましたか？

1

2

3

4

5

●**好きだった歌手・俳優・タレント（アイドル）**を３人以上書き出しましょう。また、その頃、何をしていましたか？

1 ____________________

2 ____________________

3 ____________________

●思い出の**場所**、行ってみたい**ところ**を書き出しましょう。

●書き出したものから、もう一度「**ときめき**」になりそうなものをピックアップしましょう。

はじめに

　脳は年と共に老化すると言われていますが、１００歳を過ぎても、若々しく、認知機能が保たれ、感性豊かな人もいます。しかし、高齢期に認知症を発症すると次第に記憶力、注意力、計算力、空間記憶や感情制御機能が低下していきます。このような変化は中年期から徐々に進行する変化で、「脳の変性」と言われています。最近の研究の結果、この脳の進行性の変性は脳の中にアミロイドβと呼ばれる脳のゴミが蓄積することで進行することがわかりました。

　本書は最新の研究結果に基づき、どのような生活習慣がこのゴミの蓄積するスピードを遅くすることができるのかにかんして解説しています。特に、日常の食事、運動、脳への刺激などは、毎日の生活習慣に密接に関係しているので、生活習慣を改善することにより、認知症を予防することが可能であることがわかってきました。

すべてを実践する必要もありません。これらのいくつかを習慣化することが重要です。しかも、早い時期、つまり40代からこの生活習慣の改善を心がけましょう。

人生１００年時代と言われています。１００歳になるまで、認知機能を保って生活の質を保てるようになることが、我々の共通の目標であると思います。本書を読んだ人の認知機能が保たれ、１００歳の誕生日を迎えられることを願ってやみません。

２０２３年10月

白澤卓二

名医が教える

脳が老けない最高習慣

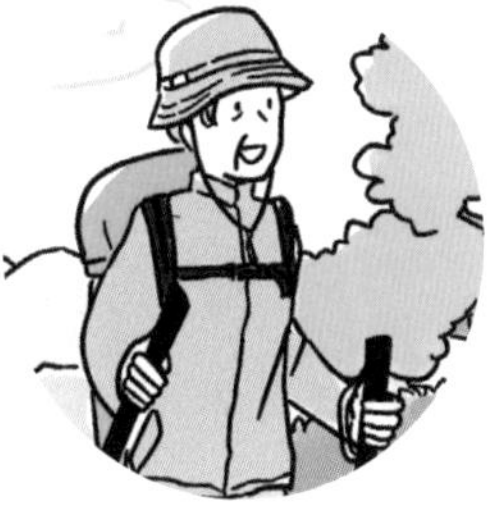

第1章

脳はすごい

第2章

脳が若返る 生活&メンタル習慣

第3章

脳が元気になる食習慣

第4章 いつでも、どこでも、すぐできる！ 脳トレ・運動

第1章

脳はすごい

脳のしくみ

体の司令塔である脳は、言語や運動、感覚、認知、視覚など、実に多くの役割を担っています。脳は大きく、大脳、間脳、脳幹、小脳に分けられ、**部位によって働きは異なる**のです。

大脳は、ものを考えるなどの知的な働きを担っています。詳細は後述します（20頁参照）。

間脳は視床と視床下部からなり、視床では全身感覚や視覚、聴覚などの刺激情報を受け、大脳皮質や大脳基底核に伝えています。視床下部は自律神経の中枢部位であり、本能や情動行動をつかさどっています。また、下垂体とともに内分泌系の中枢も担っています。

小脳は運動機能に関与しています。眼や耳、骨格筋などから伝わる感覚情報を統合し、滑らかで協調のとれた運動ができるよう調整しています。

脳幹は、中脳、橋、延髄からなり、呼吸や心臓のコントロールなどの生命維持に関わる重要な役割を果たしています。

脳の構造

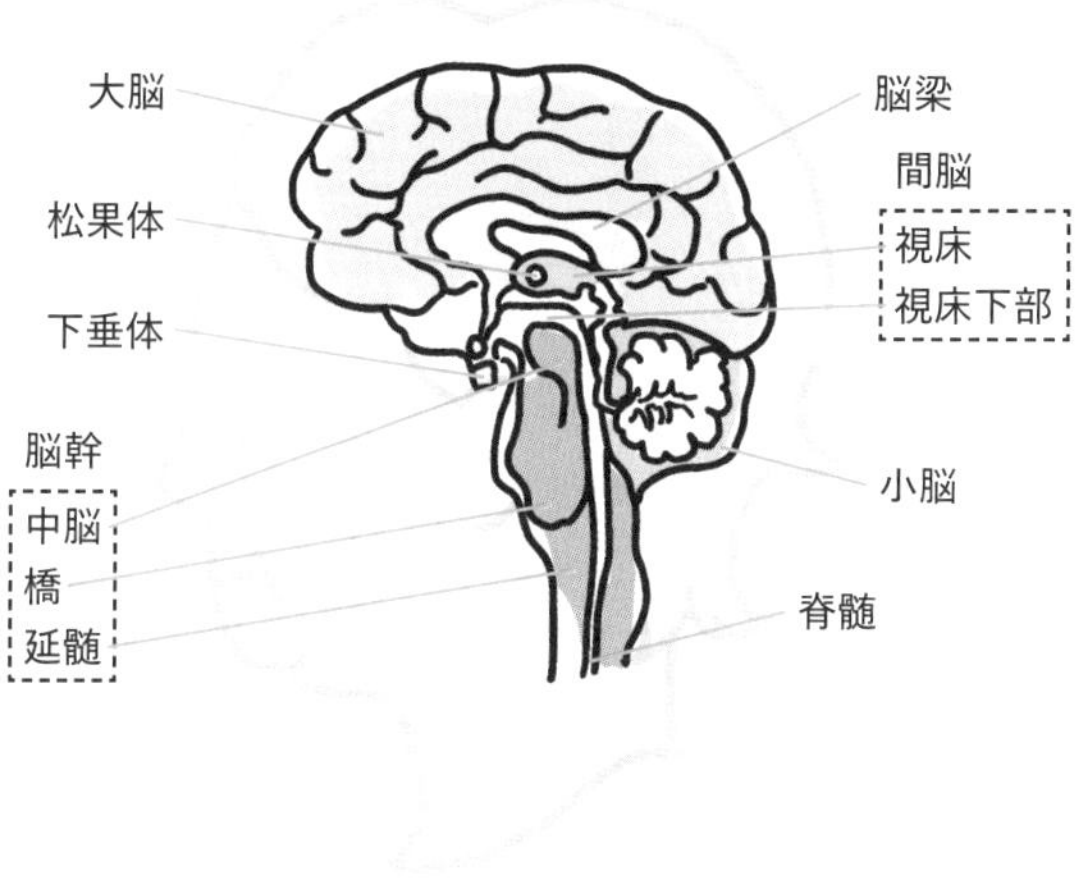

体の司令塔である脳は、大きく大脳、間脳、脳幹、小脳に分けられます。大脳は、ものを考えるなどの知的な働きを担います。間脳では刺激情報の認識や、本能・情動行動にも関わっています。小脳は歩いたり走ったりするなど運動機能に、脳幹は呼吸や心拍などの生命維持に関わっています。

Point

◎脳は体の司令塔です。

◎部位によって働きが異なります。

大脳と海馬の働き

脳は体の指令塔ですが、特に大脳は高度な知的機能を担っています。大脳の一番外側は大脳皮質とよばれ、神経細胞が集まっています。**大脳皮質の働きによって、高度な知的機能が可能**となっているのです。

大脳皮質には、多数の溝があり、特に大きな2つの溝、中心溝（ローランド溝）と外側溝（シルビウス溝）によって、前頭葉、後頭葉、側頭葉、頭頂葉に分けられ、それぞれで異なる役割を担っています。

前頭葉では、高次機能（理性、社会性、計画、道徳）や嗅覚・味覚などのほか運動機能を担っています。頭頂葉には、触覚を担う部位があり、皮膚や筋などからの情報を（温冷、痛み、触覚など）を受け取ります。後頭葉は視覚を、側頭葉は聴覚を担っています。

さらに大脳の奥深くには、記憶に関わる海馬と呼ばれる部位があります。新しい情報はまず海馬で整理され、一定期間保存された後に消去されます。しかし、重要と判断された情報は、大脳皮質に送られ、長期保存されます。これが記憶の仕組みです。

高度な知的機能を担う大脳皮質

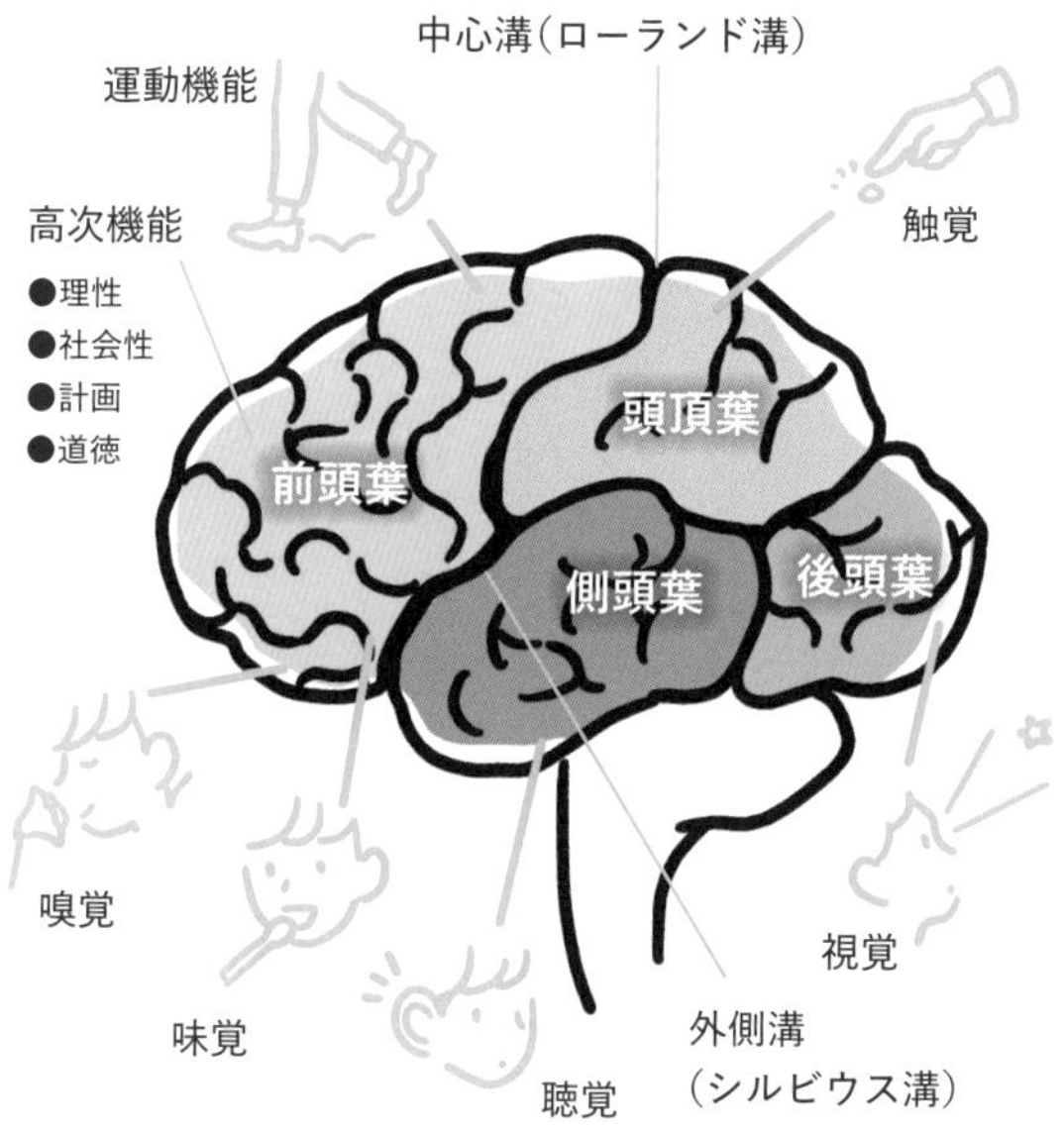

脳の中でいちばん大きい部位が大脳です。大脳は、考えたり、覚えたりなどの高度な知的機能を担っています。部位によって役割が異なります

Point

◎大脳は高度な知的機能を担っています

◎大脳の役割は部位によって異なります。

◎海馬は短期記憶を担い、重要と判断されたものが、大脳皮質へ送られ長期保存されます。

年齢とともに増える認知症

認知症患者の割合は、年齢とともに増加することが知られています。厚生労働省の調査によると、65〜69歳では3%であった認知症割合が、75〜79歳で13・6%、85〜89歳で41・4%と、明らかに加齢により割合は増えています。

また、日本では、急激な高齢化と相まって、認知症患者総数も増え続けています。筑波大学の研究によると、２０２５年には約７００万人の認知症患者がいるだろうと推計されているのです。

認知症は、記憶や判断などの認知機能が衰えることで、日常生活に様々な支障が生じます。また、日常生活における問題は、当人や家族だけにとどまりません。認知症患者の増加により、国の医療費・介護の人的負担、費用負担が増えるため、社会的な課題としても捉えられています。

認知症の原因には、遺伝的要因や生活習慣など、いろいろとありますが、一つは脳の老化です。**脳は20歳をピークに老化が進行していく**のです。

年齢別の認知症割合

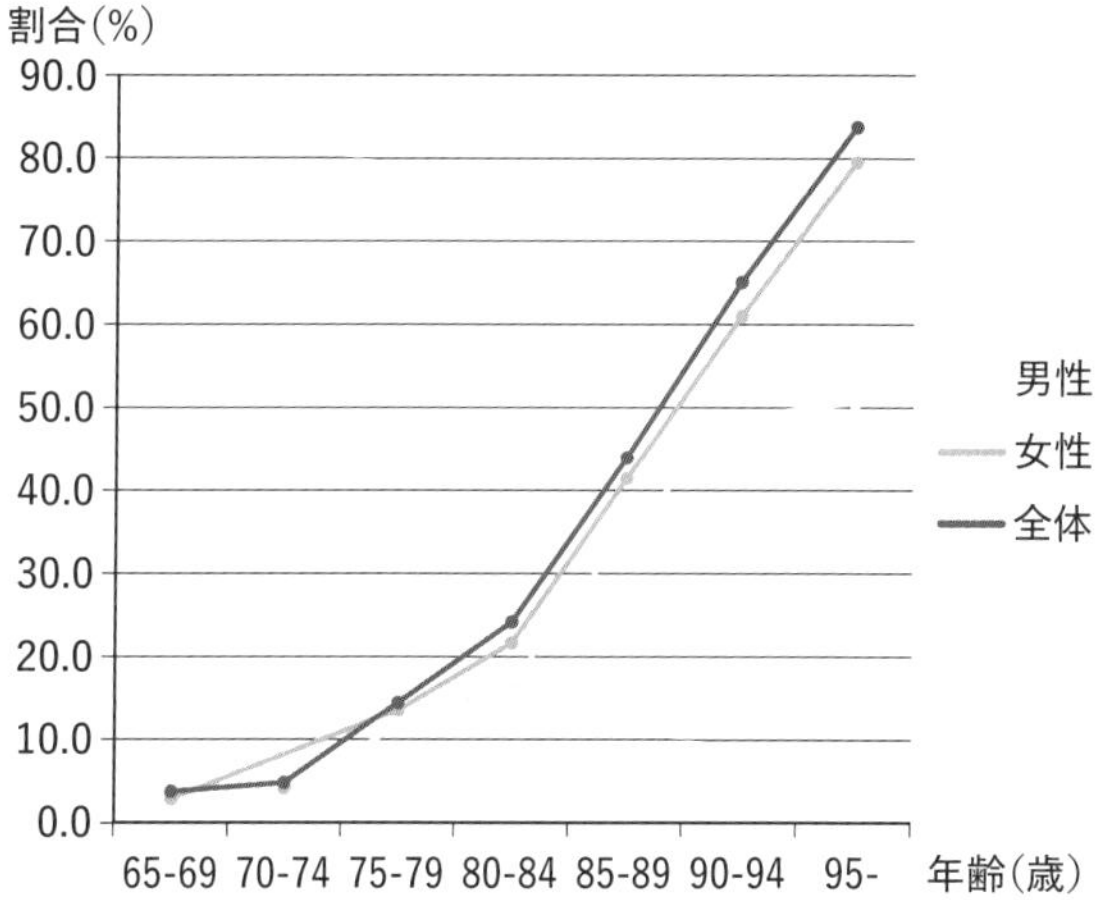

出典:厚生労働科学研究費補助金 認知症対策総合研究事業
「都市部における認知症有病率と認知症の生活機能障害への対応」
(平成21〜24)

脳は20歳をピークに老化が進行します。認知症の原因の一つは、脳の老化です。厚生労働省の調査では、年齢とともに認知症割合が増えることが示されています。

Point

◎認知症の原因の一つは脳の老化です。

◎年齢とともに認知症の割合は増えていきます。

脳の老化とは？

脳の老化とはいったいどういう状態なのでしょうか？　簡単に言えば、**脳の老化とは、「脳のネットワークが途切れること」**と表現できます。

脳には数十兆個もの神経細胞と、それをつなぐ神経線維によりネットワークが構築されています。年をとると、神経細胞が壊れたりして、神経のつなぎ目であるシナプスの働きが弱くなり、ネットワークが途切れていくのです。これが脳の老化です。記憶や判断のための認知機能が衰えていきます。

では、脳の老化を予防できるのでしょうか？　答えはＹｅｓです。高齢になっても、脳の神経細胞は新しく生成でき、シナプスの強化も可能であることが近年の研究で明らかになりました。

予防法は簡単です。脳に刺激を与えればいいのです。つまり、頭を使えばいい。手先を使ったり、運動をすることで脳を使います。日頃の生活を見直すことで、脳の老化を予防することが可能です。

脳の老化とは脳のネットワークが切れること

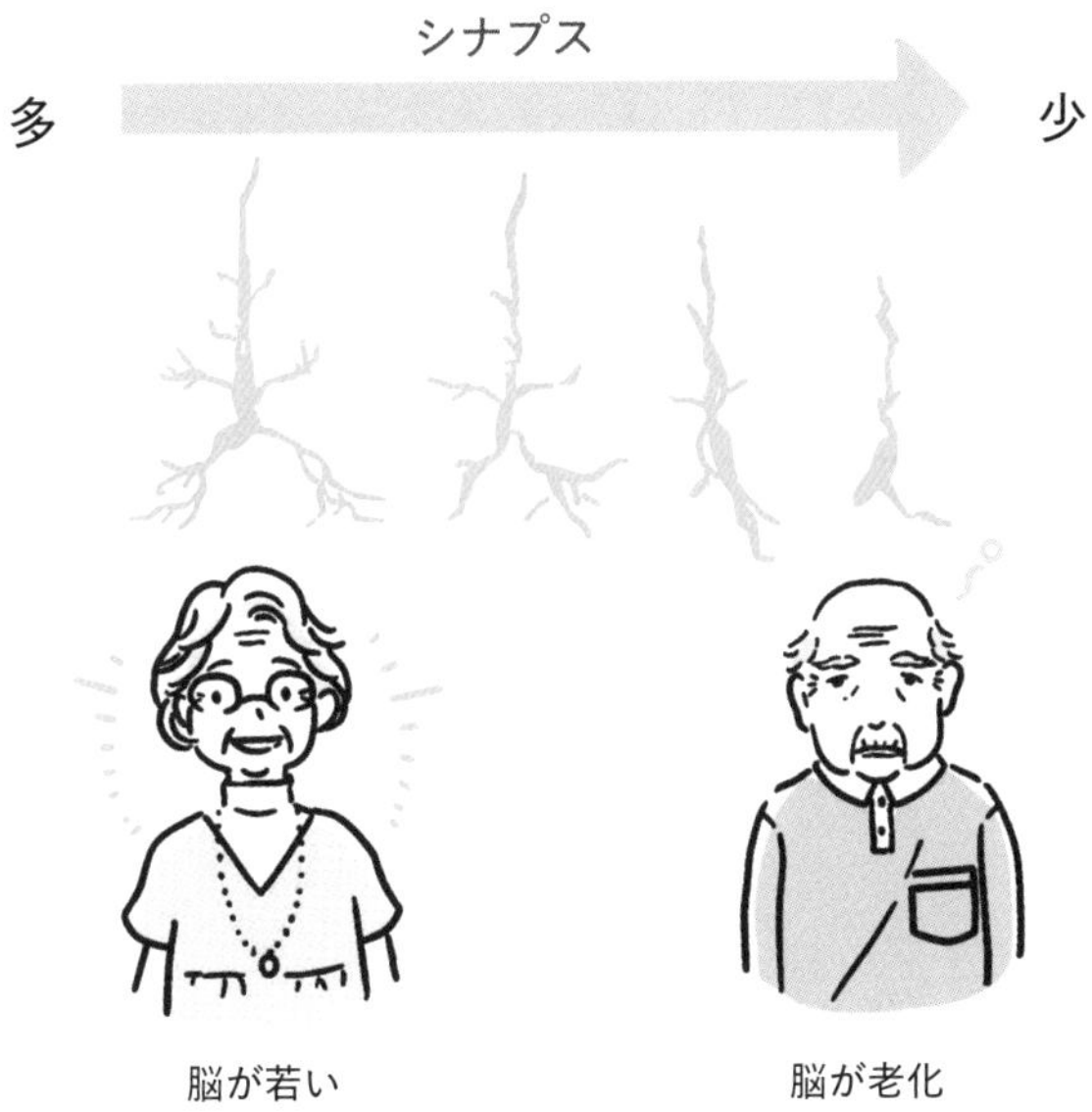

脳の神経ネットワークが途切れていくことが脳の老化です。脳の老化は、脳に刺激を与えることで予防できます。

Point

◎脳の老化とは脳のネットワークが途切れることです。

◎脳の老化は、脳に刺激を与えることで予防できます。

認知症の2つのタイプ

認知症とはどのような病気かをご存知ですか？　実は、認知症は、病気の名前ではありません。**認知機能が低下することで、記憶力や思考力、判断力が低下した状態を認知症**といいます。

認知症には、主にアルツハイマー型認知症、脳血管性認知症、レビー小体型認知症、前頭側頭型認知症の4種類があります。このうち、**アルツハイマー型認知症と脳血管性認知症が約8割を占めています。**その特徴を確認してみましょう。

アルツハイマー型認知症は、脳に異常なタンパク質（アミロイドβ）がたまり、神経細胞が破壊されて、脳が萎縮することによって発症します。記憶をつかさどる海馬から萎縮が始まるため、最近の記憶が失われてしまうなどの初期症状が起こります。

脳血管性認知症は、脳梗塞や脳出血など、脳の血管障害により神経細胞が減少することで発症します。障害が起こる部位によって、症状が異なります。

アルツハイマー型認知症

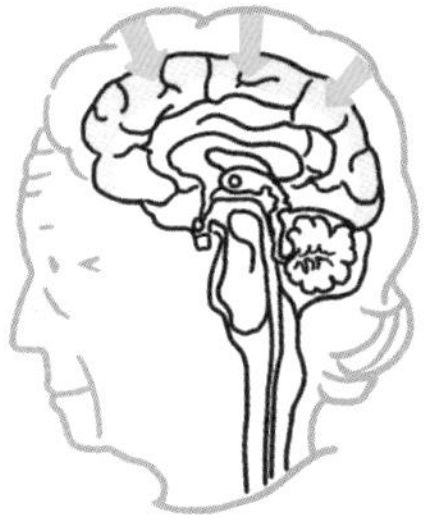

脳に異常なタンパク質がたまり、神経細胞が破壊されて、脳が萎縮します。

脳血管性認知症

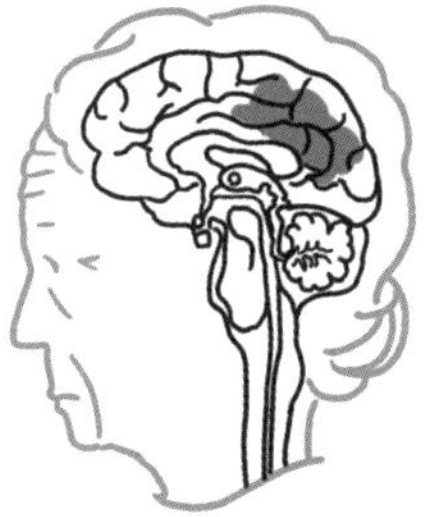

脳梗塞や脳出血など、脳の血管障害により損傷を受けて発症します。

Point

◎認知症には、複数のタイプがあります。

◎多いのは、アルツハイマー型認知症と脳血管性認知症です。

認知症のリスクを回避する

脳を健康に保つにはどうしたらよいのでしょうか？　年齢とともに、認知症割合が増加すると前述しました。認知症はあるとき、突然発症するのではなく、**40代くらいから、無意識のうちにジワジワと進行する**のです。

認知症の多くを占めるアルツハイマー型認知症では、異常なタンパク質であるアミロイドβが増えすぎて毒素を出し、脳に老人斑というシミを作ります。しかし、認知症は脳の中だけの問題ではないのです。

世界的に評価の高い医学雑誌のランセットで発表された「認知症の予防・介入・ケアに関する提言」によると、**認知症には様々な危険因子があり、これらを避け、認知症のリスクを回避することが重要**とされています。たとえば中年期においては、聴覚障害が最も問題になります。耳が聞こえにくくなると、外部からの情報が格段に減り、脳への刺激が不十分になるのです。この場合は、補聴器などを使って脳への情報を減らさないことが大切です。

認知症の危険因子と関連比率

時期	危険因子	関連比率
中年期	聴覚障害	8%
	外傷性脳損傷	3%
	高血圧	2%
	過度のアルコール消費	1%
	肥満	1%
高齢期	喫煙	5%
	うつ病	4%
	社会的接触の少なさ	4%
	大気汚染	2%
	運動不足	2%
	糖尿病	1%

出典：ランセット誌掲載「認知症の予防・介入・ケアに関する提言」より改編

Point

◎長い人生において、さまざまな認知症の危険因子にさらされています。

◎認知症の危険因子を可能な限り避け、リスクを回避しましょう。

人生１００年時代に目指すべき健康とは

日本は世界一の長寿国です。２０１９年の平均寿命は男性81・41歳、女性87・45歳です。衛生環境や医療技術の向上により、平均寿命は延び続けています。２００７年に日本で生まれた子供の50%が１０７歳まで生きるとする研究もあります。まさに「人生１００年時代」が現実味を帯びてきたのです。

しかし、寿命がただ長ければいいというわけではありません。寝たきりなどの不健康な状態で生き続けるのではなく、健康で自立した生活が過ごせる「健康寿命」を延ばすことが重要と考えられてます。健康寿命は男性72・68歳、女性75・38歳です。健康寿命を延ばし、平均寿命の差を縮小させることが重要として、政府は対策に乗り出しています（健康寿命延伸プラン）。

健康寿命を延ばすには、日々の健康習慣が大事です。とりわけ大切なのが脳の健康です。脳を老化させない健康習慣を、本書で学んでいきましょう。

平均寿命と健康寿命

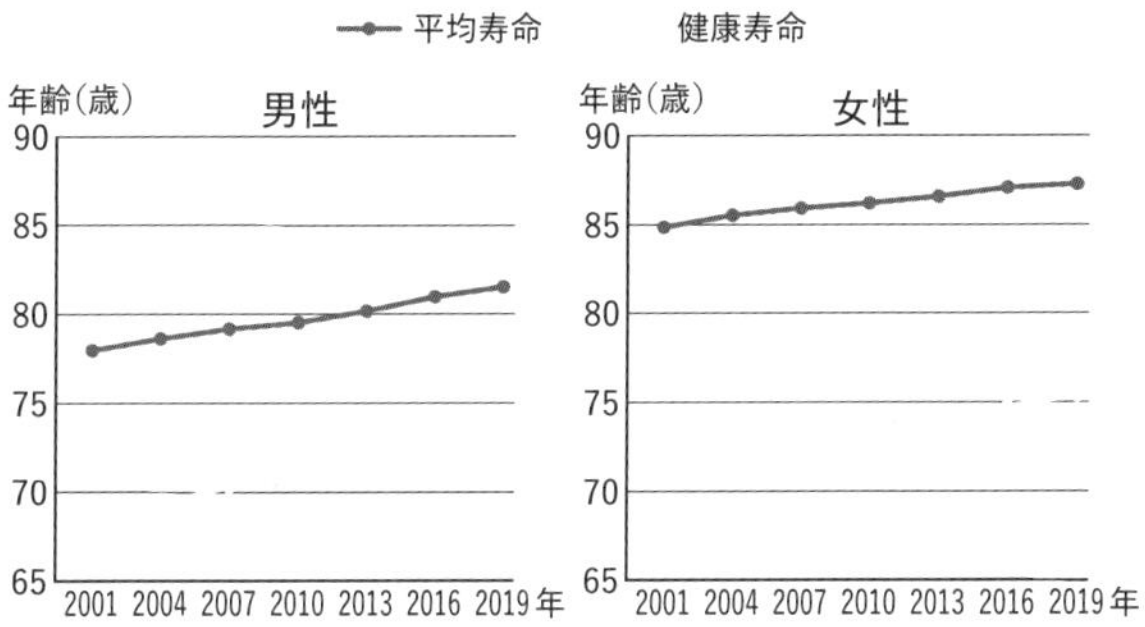

平均寿命と健康寿命の差

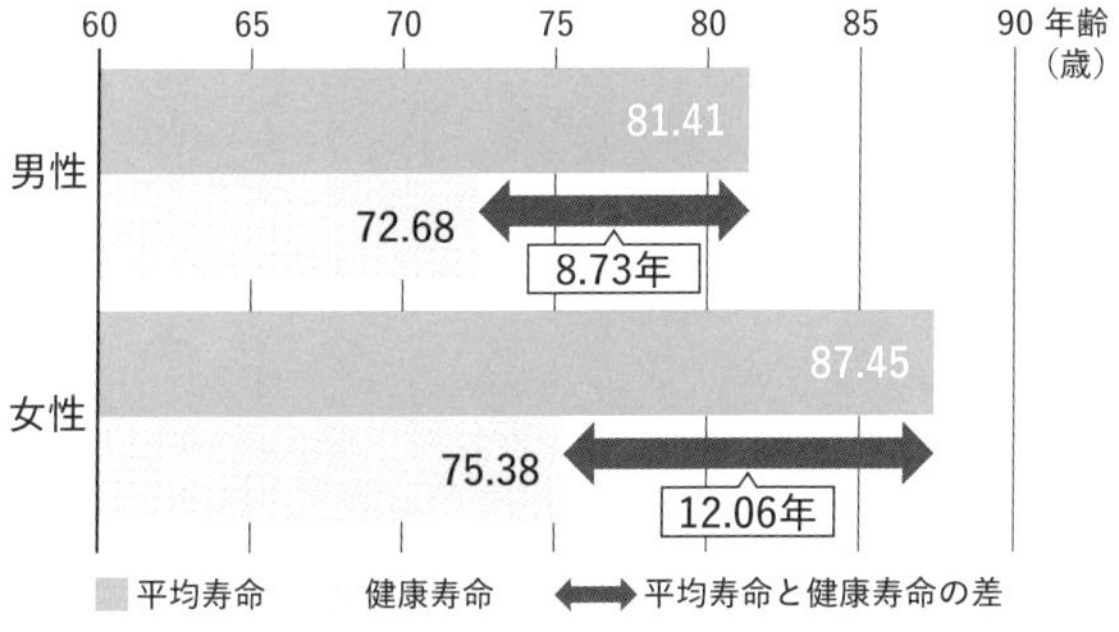

平均寿命と健康寿命の差を縮小することが重要です。

Point

◎平均寿命の延びにより、人生100年時代は現実味を帯びてきました。

◎今後は、健康寿命の延伸が重要です。

Column

骨折から寝たきりに

「高齢者が転倒して骨折し、寝たきりになる」のは珍しくはありません。寝たきりになる一番の原因は、大腿骨頸部《だいたいこっけいぶ》の骨折です。大腿骨頸部は、股関節から膝に向かって斜めにつながっているため、転倒により骨折しやすいのです。手術により骨折は治りますが、手術で使用する全身麻酔が高齢者にとっては大きな負担になります。麻酔から目覚めた後は、せん妄が生じますが、せん妄が長く続くと、向精神薬や鎮静薬などが使われます。投薬で安定した状態が続くと、リハビリがままならずに身体機能が落ちていくのです。そうなれば、せん妄が落ち着いたころには、起き上がれなくなることがあるのです。そのまま寝たきりになり、認知症を発症するケースもあるので注意が必要です。

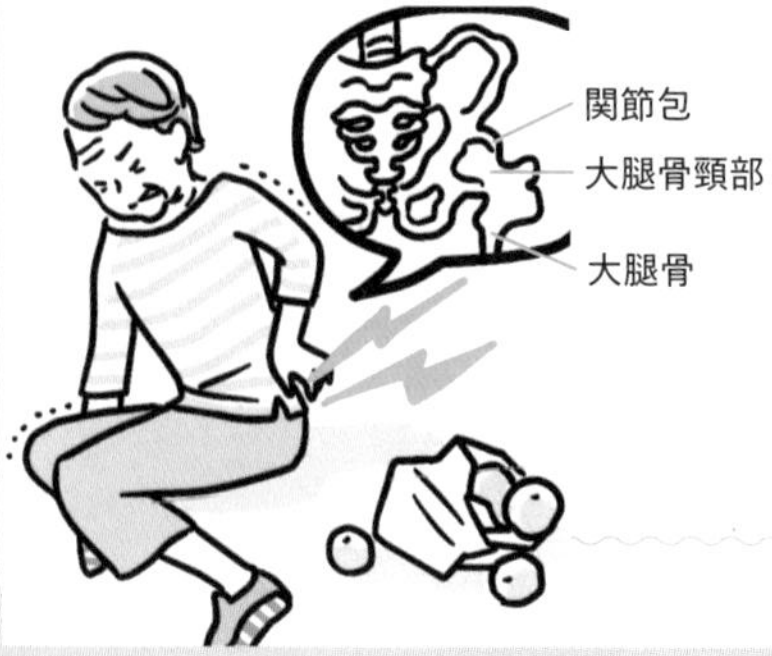

第2章

脳が若返る
生活＆
メンタル習慣

人に会う

脳にとって、人に会ってコミュニケーションをとることは、最高の刺激になります。

一人暮らしで、人と話す機会が少ない人もいるかもしれませんね。簡単にできるコミュニケーションの一つとして「あいさつ」がおすすめです。出かけたときに、知人に声をかけることで、自分の気持ちも上向きます。なにより、会話することは、言葉を選んだり、相手の状況に配慮したりと、非常に頭を使います。会話により、脳は大いに活性化するのです。

オランダ・アムステルダムの自由大学医療センター精神科の研究によれば、一人暮らしや家族・友人とのつながりが希薄な「社会的孤立」に陥っている人では、認知症発症率が2・4倍も高かったことが報告されています。

孤独感を解消して、脳を刺激させるためには、積極的に人とコミュニケーションを取ることが重要です。たとえば、「今週は○○さんと話す」などを自分の目標にするのもよいかもしれません。

コミュニケーションは最高の脳活

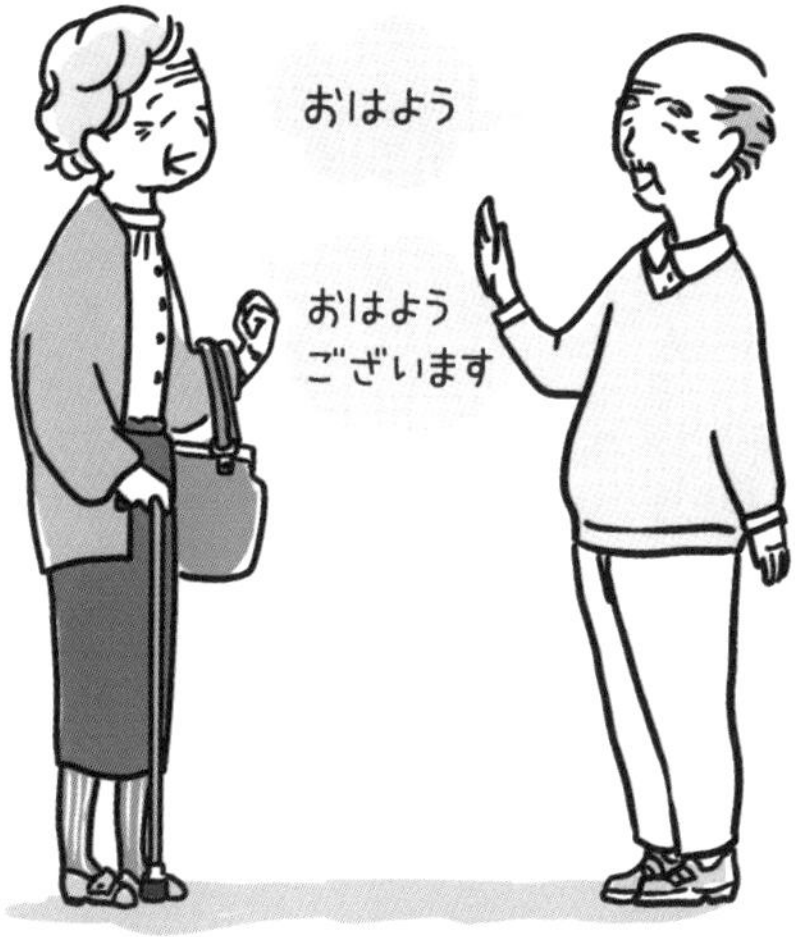

人と会って、会話することは、言葉を選んだり、相手の状況に配慮したりと、頭を使い、脳を大いに活性化させるのです。ぜひ、「今週は○○さんと話す」などを自分の目標にしてみましょう。

Point

◎人とのコミュニケーションには、脳活の効果があります。

◎積極的に誰かと会うようにしましょう。

孤独は不幸じゃない

そもそも孤独は不幸なのでしょうか。前頁で「人に会う」ことの大切さを説明した後に、矛盾しているかもしれません。しかし、実際に他人とつるむよりも「一人でいるほうがラクだ」という人はいるでしょう。孤独を好む個人主義の人は意外と多いと思います。そのような人は、無理に人と一緒にいる必要はありません。孤独でいるほうが、幸せなこともあるのです。苦手を避けることは、脳にとってもよいことです。

孤独が好きな人は、無理をして人とつるまずに、新聞や本を読んだり、散歩をしたり、テレビを見たり、音楽を聴いたり、自分のペースで過ごせばよいと思います。そして、普段は一人であっても、趣味の会や自治会の用事には参加するなどすれば、社会からの孤立も避けられます。

もちろん、人と会って一緒にいるのが楽しい人、一人は寂しいと感じる人は、そのようにするとよいでしょう。要は、**自分の気持ちに正直に生きることが、脳にとってもよいこと**なのです。

一人の時間を大切にする

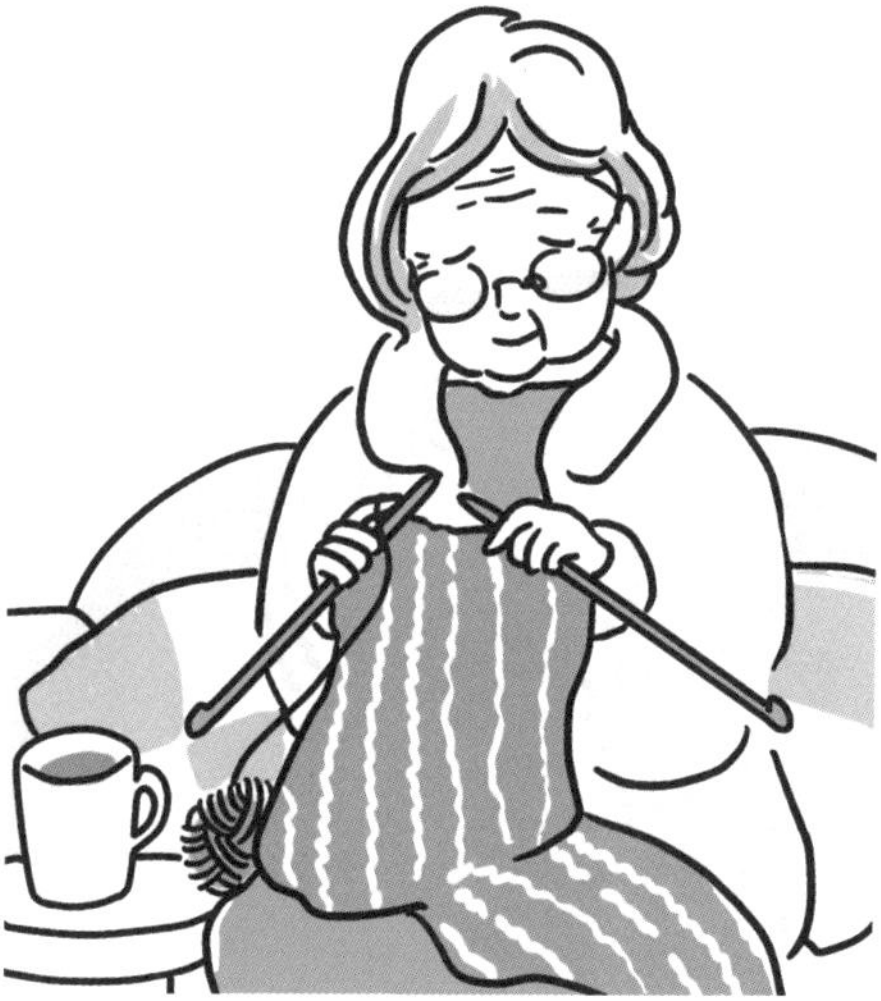

孤独が好きな人、人とつるむのが苦手な人は、無理をして人と一緒にいることはありません。自分の気持ちに正直に過ごすことが脳にとってもよいことです。

Point

◎一人の時間を楽しめるなら、一人もOKです。

◎自分の気持ちに正直に生きてみましょう。

37～40度のお風呂につかる

脳を老化させる原因の一つがストレスです。入浴は副交感神経を優位にして、心身をリラックスさせます。就寝前の入浴により、心地よく眠りに入れます。ここでは、最適な入浴について考えてみましょう。

お風呂の温度は37～40度、入浴のタイミングは入眠前1～2時間、入浴時間は20～30分が最適です。これは、体温が下がるときに、体は眠気を感じるためです。副交感神経が優位になることで、寝る体制が整います。

一方で、熱すぎるお湯は入眠には逆効果です。42度のお湯では、交感神経が高まり、体は緊張状態になってしまいます。また、脳卒中や心筋梗塞のリスクも高めます。

サウナも効果的だと考えられます。サウナの本場、フィンランドで行われた研究で、サウナにより認知症リスクが低下することが報告されています。発汗によるデトックス効果も期待できます。ただし、サウナの効果については、まだまだ研究途上です。今後の発表に期待しましょう。

ぬるめのお風呂でリラックス

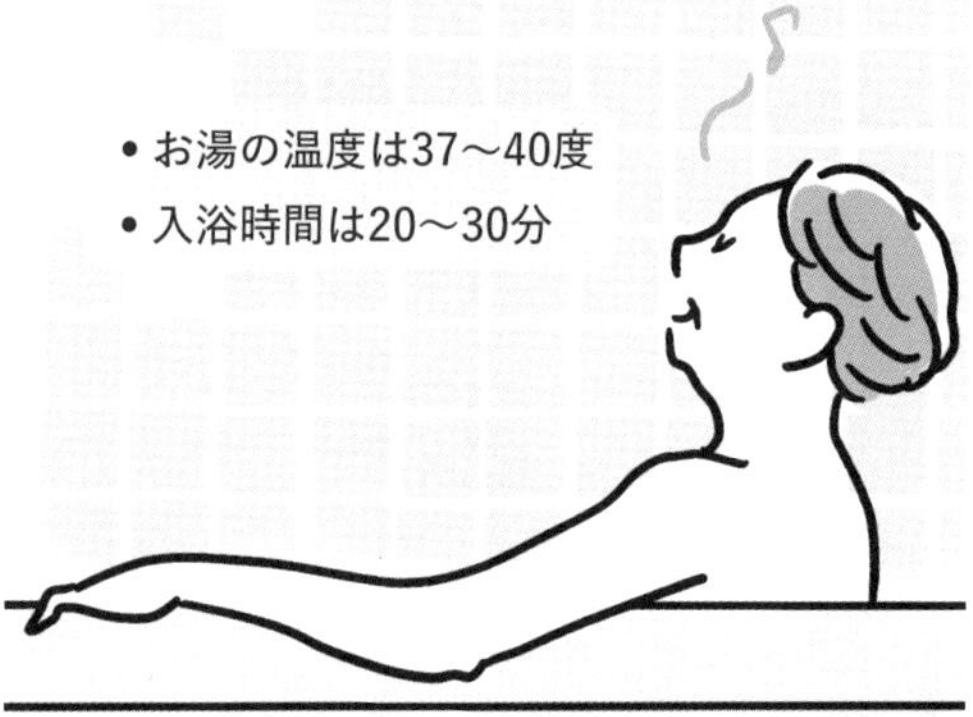
• お湯の温度は37〜40度
• 入浴時間は20〜30分

眠りにつく1〜2時間くらい前に、37〜40度のぬるめのお風呂に、20、30分ほどつかりましょう。副交感神経が優位になり、睡眠モードに入れます。逆に42度以上のお風呂では、交感神経が高まり睡眠モードに入れないので避けましょう。

Point

◎就寝の1〜2時間前に、ぬるめのお風呂（37〜40度）に20、30分程度つかりましょう。

◎副交感神経が高まり、リラックスできます。

朝日を浴びて体内時計をリセット

　起床時に、カーテンを「シャッ」と開け、朝日を浴びると、清々しく感じます。実は、**脳にとっても、朝は重要な時間**なのです。

　最近の研究で、カーテンを開けて朝日を浴びることは、生活リズムを整えるうえで、重要な役割を果たしていることがわかってきました。私たちの体は、体内時計により一日のリズムが設定されています。不規則な生活では、このリズムが崩れて、日中眠かったり、夜に眠れなかったりします。朝日を浴びることで、体内時計のズレをリセットできるのです。

　朝日を浴びると、睡眠に必要なメラトニンというホルモン分泌がストップし、体が活動モードに切り替わります。こうして、体内時計がリセットされるのです。

　朝の散歩もおすすめです。自然豊かな公園を30分ほどウォーキングするとよいでしょう。寝起きのぼんやりした頭がシャキッとします。夜7時以降、脳の活動は低下してしまうため、朝の時間を有意義に使える朝型人間になるとよいでしょう。

朝日を浴びてリセット

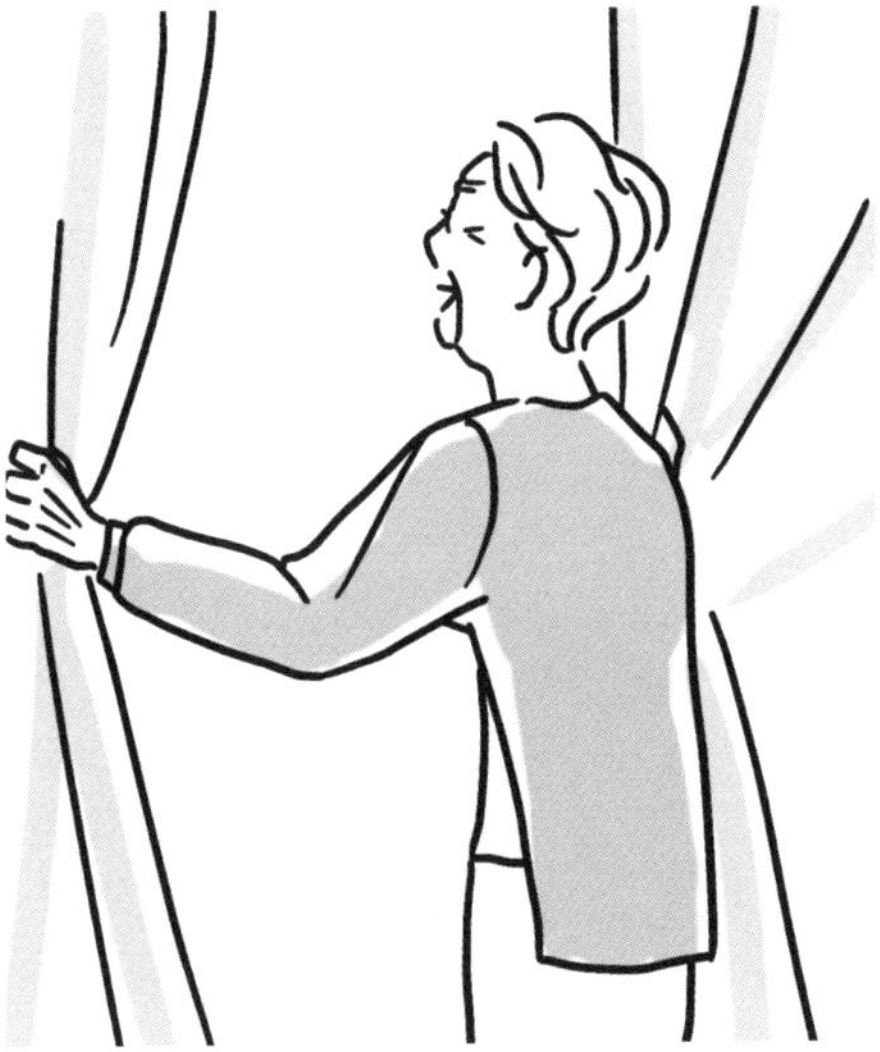

「シャッ」とカーテンを開けて朝日を浴びると、脳は活動モードに変わり、生活リズムが整います。朝の散歩もおすすめ。朝型人間になりましょう。

Point

◎朝の30分が重要。

◎朝日を浴びて体内時計をリセットさせる。

本や新聞の音読

読書は「脳トレ」に最適ですが、「音読」で、トレーニング効果はより高まります。
黙読に比べて音読は、より多くの脳の領域を使うからです。黙読では、文字の並び（縦書きか横書きか）を認識し、文字列の意味、読み方や文法の知識を活用し何が書いてあるかを理解します。音読することで、さらに発語（言葉の発声）や発語した音を認識する機能も使います。つまり、**音読では、脳の4つの部位**（視覚や読解、発語、聴覚に関する部位）**を一度に刺激することができる**のです。まさに一石四鳥のスゴ技です。

また、音読をしているときは、ストレス軽減ホルモンである「セロトニン」が分泌されます。セロトニン分泌により、感情をコントロールし、イライラしにくくなると考えられます。さらに、脳の前頭前野が刺激されることで、アイデアもひらめきやすくなります。

読書は、知的好奇心を刺激する大事なツールです。**朝食後などに「新聞を10分間音読する」など、毎日の習慣にしましょう。**

音読は「一石四鳥」のスゴ技

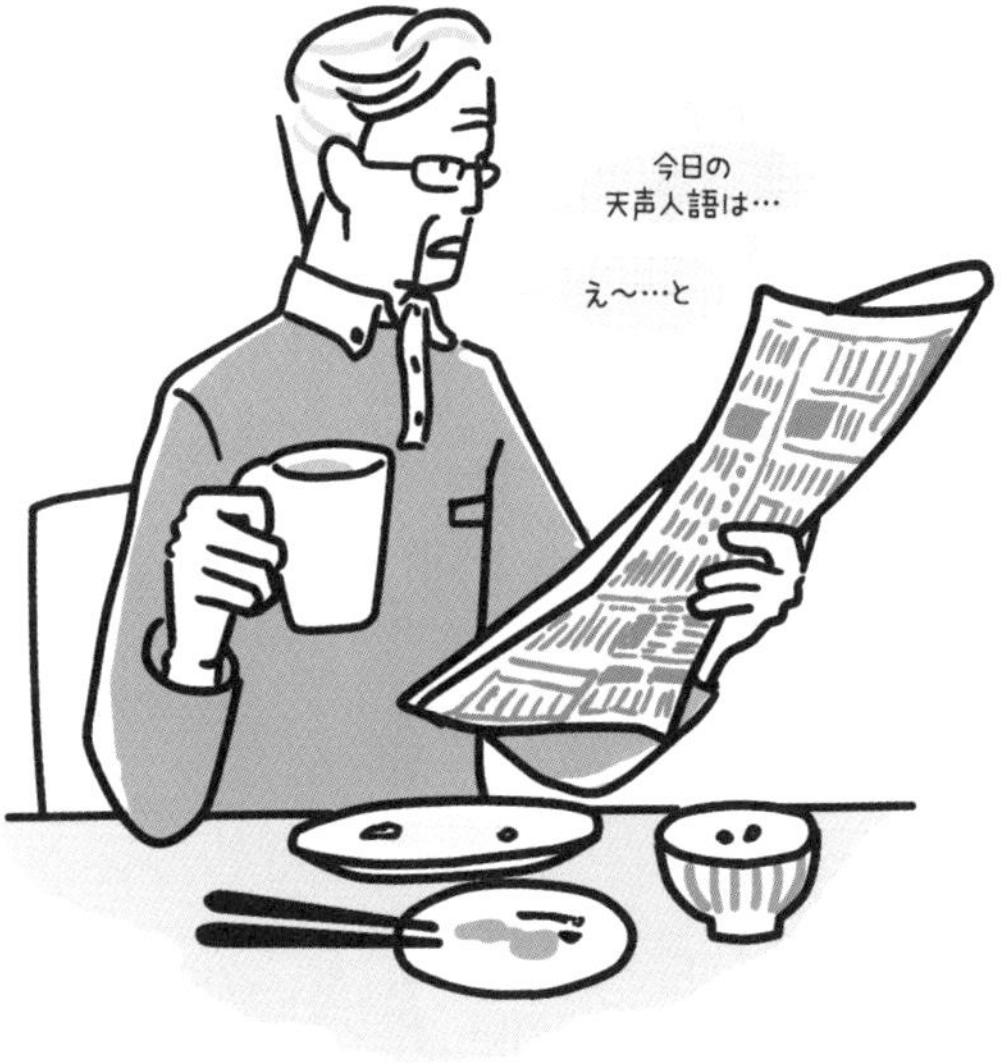

音読は、脳の４つの部位（視覚や読解、発語、聴覚に関する部位）を活性化させます。まさに一石四鳥です！

Point

◎音読すれば、脳の多くの部位を一度に刺激できます。

◎セロトニン分泌により、イライラしにくくなるといわれています。

7時間睡眠

健康のためには、適切な休息が重要です。脳にとっての休息は睡眠です。脳は、睡眠中に記憶を整理して、起きたときにスムーズに活動できるよう準備しています。**睡眠が不足すると、脳は一気に老化する**といわれています。睡眠時間が少ないと、心身の疲れを解消できません。蓄積した疲労により、高血圧や糖尿病、うつなどの病気を招くこともあります。さらに、睡眠不足により脳が早期に萎縮を始め、認知機能の低下が進行するとの研究報告もあります。

では、脳に最適な睡眠時間はどれくらいなのでしょうか。愛知医科大学が行った研究によると、**一日7時間の睡眠をする人が最も死亡率が低かった**そうです。そして、睡眠時間が7時間よりも長くても、短くても死亡率は高くなります。

しかし、最適な睡眠時間には個人差があるため、7時間はあくまで目安です。「しっかり寝ているハズなのに、朝スッキリしない、イライラしやすい」などの場合は、睡眠の質にも注目しましょう。

睡眠時間は７時間が目安

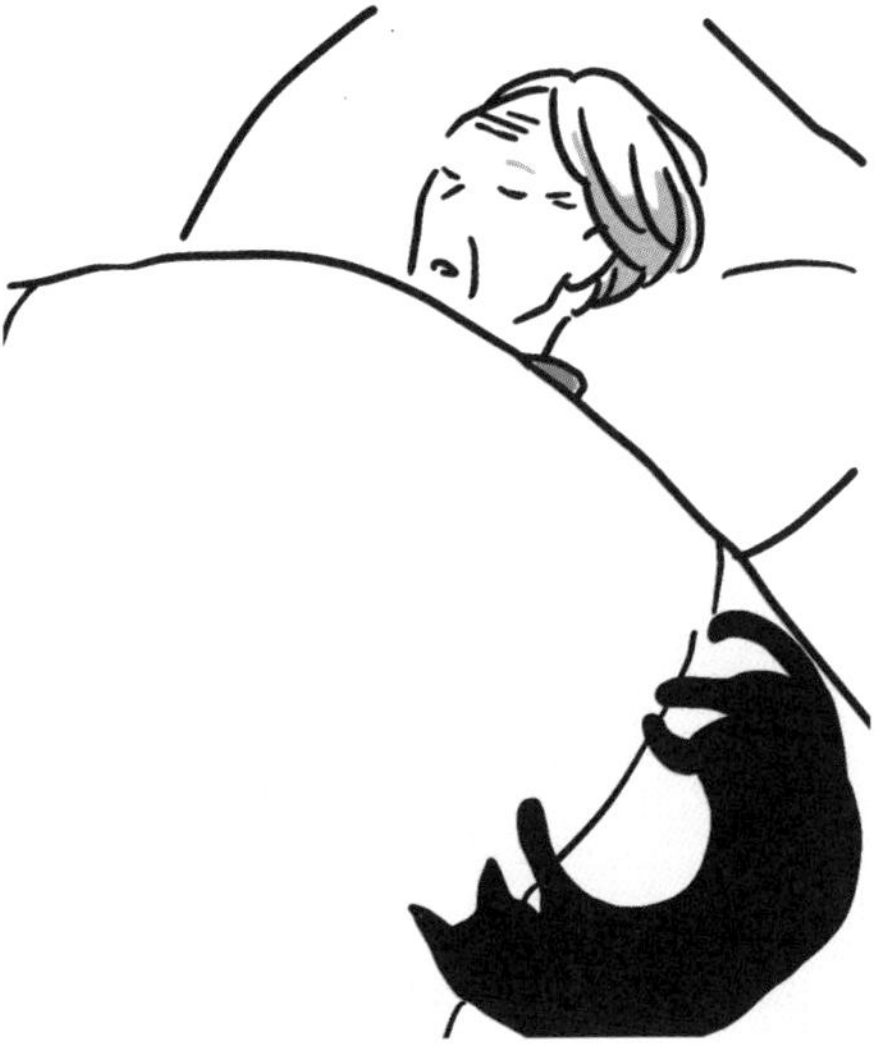

脳にとっての休息は睡眠です。睡眠が不足すると、脳は老化するといわれています。７時間睡眠の人が最も死亡率が低いとする研究報告があります。

Point

◎睡眠が不足すると脳は急激に老化します。

◎睡眠は１日７時間が目安です。

睡眠の質を上げるには

睡眠の質を改善するには、規則正しい生活リズムが最も大切です。就寝時間と起床時間を一定にするようにしましょう。習慣づけることで、睡眠の質は改善し、熟睡できる時間も伸びていきます。**自分の睡眠リズムを知るために、「記録を取ること」もおすすめ**です。手帳やカレンダーに就寝時間や起床時間をメモしてみましょう。１週間単位で振り返ると、「今週は生活が乱れているな……」ということがわかるはずです。生活リズムを改善する第一歩は、自覚することです。この他、睡眠の質を上げる方法をいくつか紹介します。

　前述しましたが「朝日を浴びる」ことは、体内時計がリセットされるため睡眠のリズムを整えることができます（40頁参照）。また、活動量が低いと眠りが浅くなるため、よい睡眠には運動が欠かせません。適度な運動は、睡眠の質向上につながります。もし昼寝をするなら、10〜15分程度と短めに済ませましょう。昼寝のしすぎや遅い時間帯の昼寝は夜の寝つきが悪くなります。

睡眠の質を上げる方法

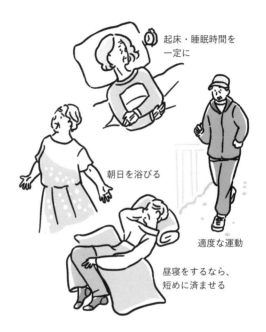

睡眠の質を向上させるのは、規則正しい生活をおくるように心がけましょう。自分の生活を把握するために、起床・就寝時間を記録してみましょう。

Point

◎規則正しい生活が睡眠の質に大切です。

◎起床・就寝を記録するのもおすすめです。

入眠前の注意事項

睡眠の質を上げるもう一つのポイントが、就寝前の過ごし方です。特に**「就寝2時間前まで」が重要**です。

就寝時に、ベッドでスマホを操作する人は多いでしょう。しかし、スマホやPCなどの操作は就寝2時間前までに止めましょう。画面より発せられるブルーライトが、睡眠に必要なホルモン「メラトニン」の分泌を抑えると考えられています。

カフェインには覚醒作用があるため、コーヒーや緑茶などの摂取は、就寝2時間前は避けたほうがよいでしょう。

また、過度の寝酒、激しい運動も避けましょう。ぬるめのお風呂に入り、ストレッチしたり、アロマなどの香りを楽しんだり、ゆったりとした時間を過ごす習慣を作りましょう。

夕食のメニューの見直しも効果的です。米国の研究で、食物繊維を多くとると睡眠の質が向上し、動物性脂肪や糖質を多くとると睡眠の質が下がることが報告されています。

就寝2時間前までの過ごし方

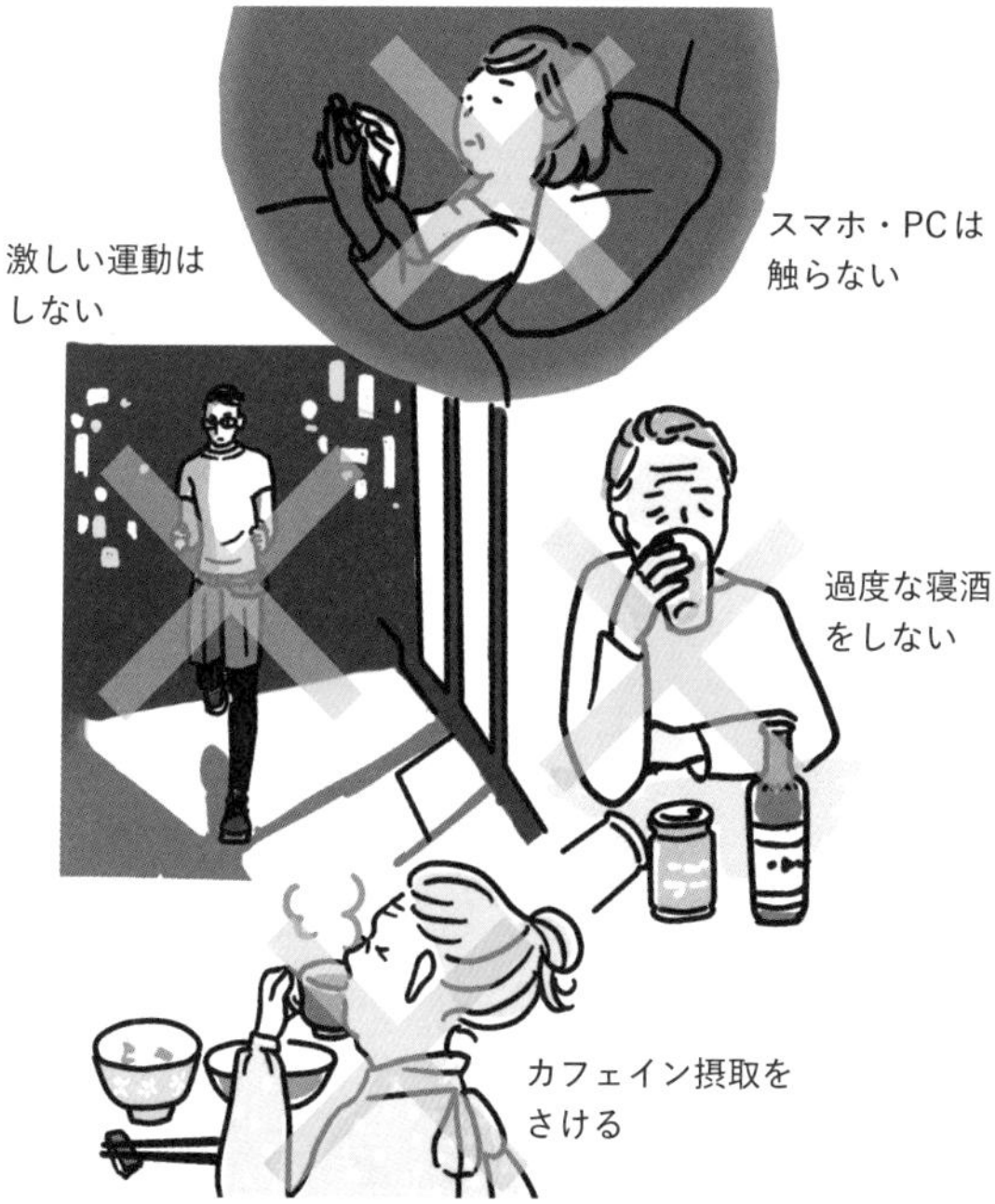
スマホ・PCは
触らない
激しい運動は
しない
過度な寝酒
をしない
カフェイン摂取を
さける

就寝2時間前は、ゆったりと過ごす習慣を持つことが大切です。

Point

◎食物繊維が多めの夕食は、睡眠の質を向上させます。

◎就寝2時間前は、スマホの操作やカフェイン摂取などを避けて、ゆったりと過ごしましょう。

出かけなくても おしゃれをする

外見を気にかけることは脳の活性化に効果があります。最近の研究で、おしゃれに気を配る人は、介護を受けるリスクが低く、認知症になりにくいことがわかっています。また、見た目の年齢と脳MRI画像には、相関関係があることもわかっています。実際に、脳の萎縮が進んでいる人は、見た目も実年齢より老けていると感じます。

「もともと老け顔なんです……」という方もいるでしょう。しかし、大事なのは実際の外観ではありません。外見を意識する気持ちが、脳を活性化するのに効果的なのです。脳が活性化すれば、若々しい外見は後から身についてきます。

そこで、**出かける予定がなくても、「一日中パジャマで過ごす」なんてことはやめましょう。朝起きたら、きちんと普段着に着替える**ことで、脳は一日が始まることを認識します。こうして、生活リズムが身につきます。さらに、脳は少しの変化も刺激と捉えて活性化します。

外見を意識して脳を活性化

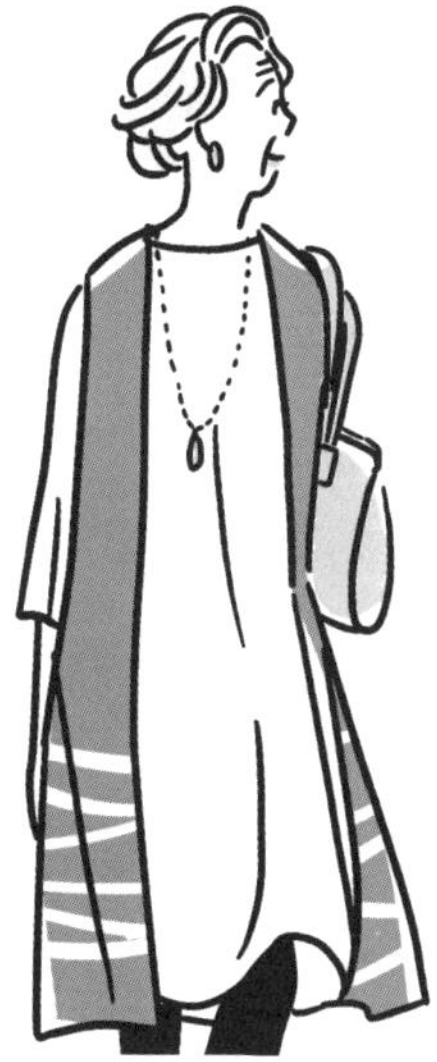

外見を少し気にかけることは脳の活性化に効果があります。髪の分け目を逆にする程度の「ちょっとした変化」でも十分効果的です。こうした変化を脳は、刺激と捉えて活性化します。

Point

◎外見を意識しましょう。

◎髪の分け目を変える程度のちょっとした変化でも、脳は活性化します。

おしゃれと認知症の関係

おしゃれと認知症の関係を、もう少し詳しく取り上げてみます。MCIという言葉をご存知でしょうか。日本語では軽度認知障害といい、左図の5つで定義されます。

認知症は、MCI→初期認知症→中度認知症→重度認知症と進行します。MCIは、もの忘れ程度の症状であり、日常生活への影響はほとんどないため、認知症とは診断されませんが、MCIの10〜15%が認知症へと進行するため、認知症の前段階と考えられています。40代から徐々に認知症が進行することを考えると、「自分もMCIかも？」と、気になる人はいると思います。さらに認知症に進行すれば「同時に二つのことが行えない」「仕事や家事で失敗するようになる」などの変化も出てきます。

ただ、自分の変化を客観的にとらえるのは難しいものです。**「おしゃれをしたい、若々しくいたいという気持ちがあるか」「身なりを清潔に保てているか」など、人の目を気にした行動を取れているかが目安にな**ると思います。

軽度認知障害（MCI）の定義（厚生労働省）

① 年齢や教育レベルのみでは説明できない記憶障害が存在する
② 本人または家族によるもの忘れの訴えがある
③ 全般的な認知機能は正常範囲である
④ 日常生活動作は自律している
⑤ 認知症ではない

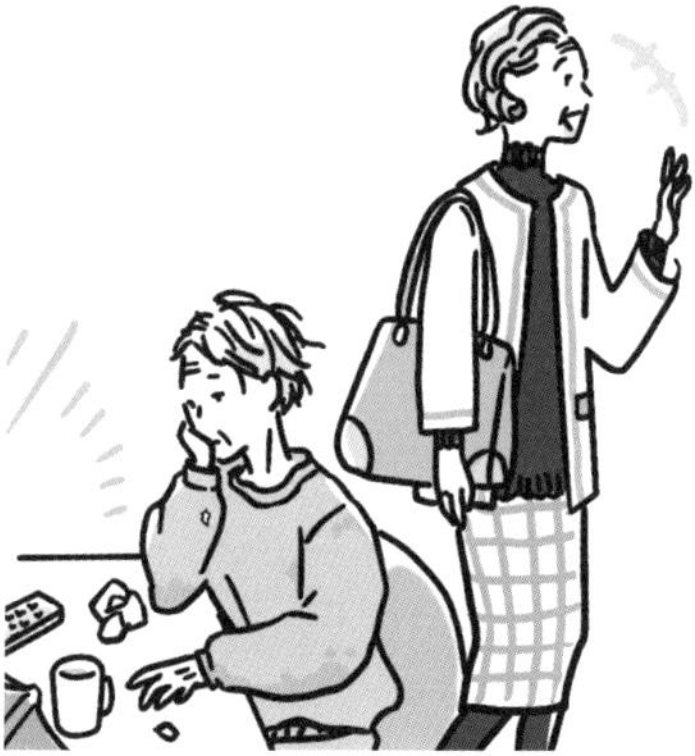

MCIの人　健康な人

認知機能の低下は、自分で客観的にとらえることは難しいです。そこで、大切なのは「おしゃれをしたい、若々しくいたい」という気持ちを持てているかどうか。こうした、他人の目を気にする行動を取れているかどうかが、MCIかどうかの目安になります。

Point

◎認知機能が低下することで、他人の目を気にした行動をとれなくなります。

ポジティブ

自分で幸せだと感じる「主観的幸福感」が高いほど、認知症のリスクを下げ、長寿であると報告する研究があります。実際の環境がどうであれ、本人が「楽しい」「幸せだ」とポジティブに捉えることができる人では、ストレスが軽減し、疾患リスクが低下し、好循環が生じると考えられます。**できる限り、ポジティブマインドを保ち、笑顔で過ごすように心がけましょう。**

また、笑顔でいることは脳にとっても大切なことです。心からの笑いでなくても、口角を上げて笑顔を作るだけでもいいのです。しかめっ面で、人にネガティブの印象を与えるよりも、作り笑顔でいることは処世術としても大切です。笑顔はコミュニケーションにとって欠かせません。前述しましたが、良好なコミュニケーションは脳によい刺激となるのです。

とはいえ、ポジティブに考えたり、作り笑顔が苦手な方もいるでしょう。そういう方は、次頁で紹介するときめき習慣を実践してみましょう。

幸福感が寿命を延ばす

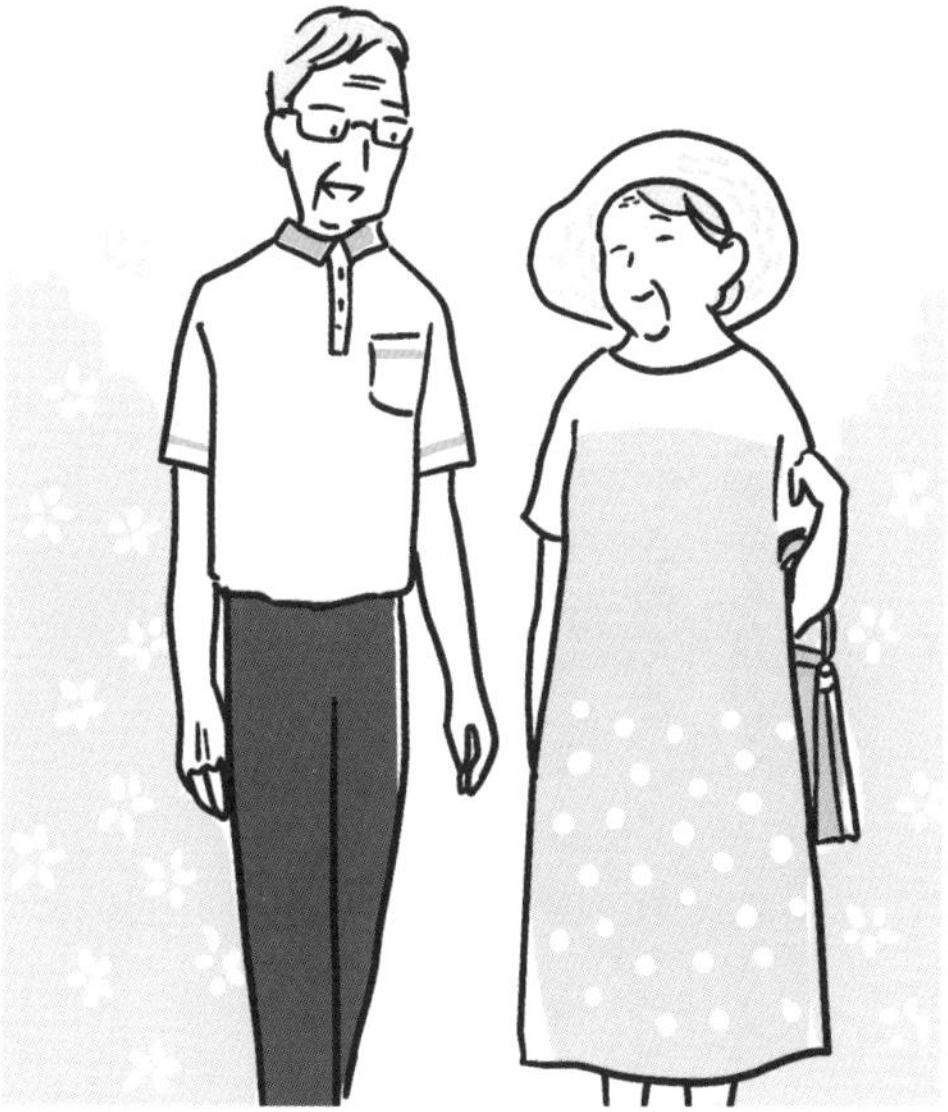

自分で「幸せだなあ」と感じる主観的幸福感が寿命に関わるという研究があります。実際の状況に関わらず、ポジティブな気持ちでいることは大切です。

Point

◎幸せと感じること自体が、寿命に影響します。

◎ポジティブな気持ちでいることは大切です。

ときめき習慣

　最近、ときめいていますか？　人はときめくことで、神経伝達物質のドーパミンを分泌する脳の部位が活性化します。ドーパミンは快感や幸福感、意欲に関わる脳内ホルモンの一種です。つまり、**ときめくと、幸せを感じ、前述したように寿命も延びる**のです。好きな異性にときめくと、女性ホルモンのエストロゲンの分泌が増して、記憶をつかさどる海馬が活性化します。脳の認知機能を高めるためには、海馬を活性化させるのがよいのです。ときめくことが、脳の認知機能の向上にも一役買っています。

　ときめきを感じるのは、なにも恋愛だけに限りません。「素敵だな」と感じるだけでよいのです。テレビで見た俳優やアイドルに夢中になるのもよいですし、「趣味に没頭する」「気の合う友人に会う」でもときめくことができます。今ときめく機会がない人は、過去に目を向けても大丈夫です。巻頭ページの「ときめき発見シート」（8頁参照）を使って、「ときめき」になりそうなものを発見しましょう。

ときめきチェック

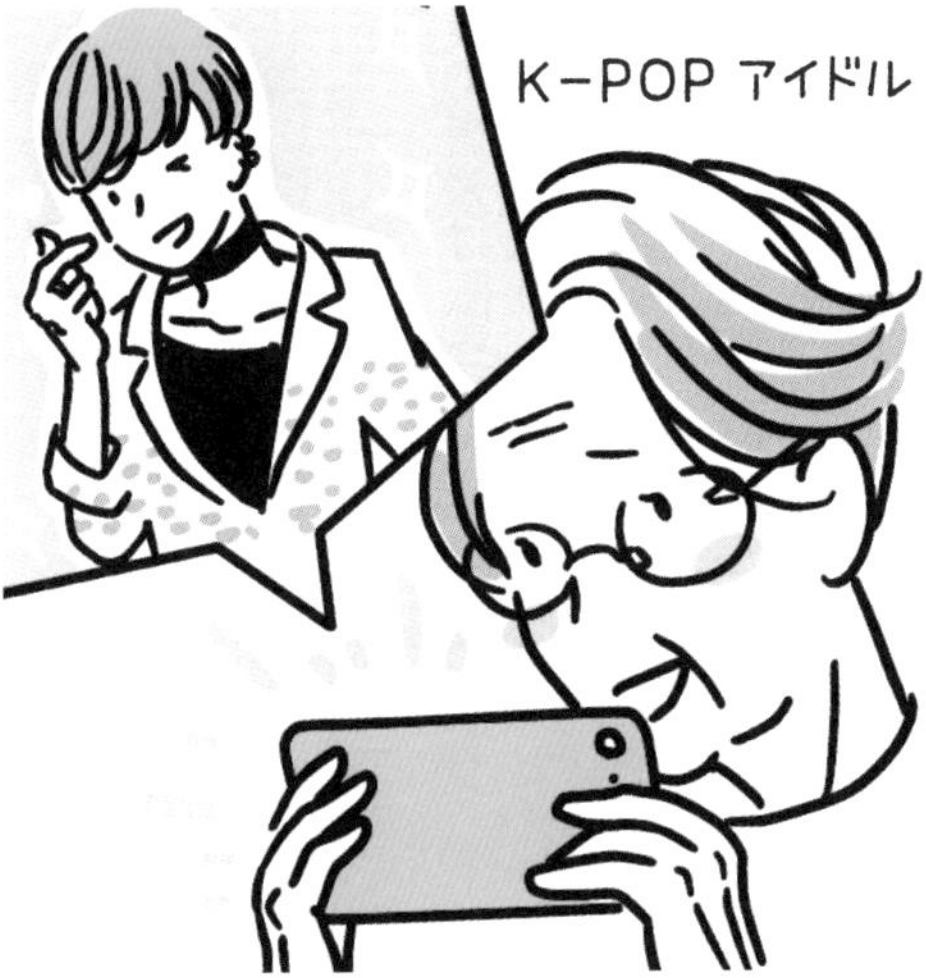

K-POPアイドルなど今、ときめくもの、若いころに夢中だったものなど、自分にとってのときめきを探すことを毎日の習慣にしてみましょう。

Point

◎自分が何に「ときめき」を感じるのかを確認しましょう。

◎ときめくことで、脳の神経伝達物質「ドーパミン」の分泌が促され、幸福感が増します。

動物と触れ合う

脳への刺激には、コミュニケーションが重要ですが、一人暮らしの場合、コミュニケーションの機会は限られます。そのような場合、ペットを飼うのもよいでしょう。ペットとの暮らしには、様々なメリットがあります。ペットの名前を呼んだり話しかけたりするなど、話相手になります。また、**癒しを感じ、感情が安定します**。これは、幸せホルモンとも呼ばれる「オキシトシン」の分泌が促されるためです。また、認知症予防に重要な、**規則正しい生活**を送れます。たとえば、犬の場合は毎日散歩に出かけるため、運動にもなるでしょう。

実際に、動物との触れ合いによる健康への影響を調べた研究があります。馬との触れ合いは、関節リウマチ、多発性硬化症、再生不良性貧血などの自己免疫疾患の改善が報告されています。また、イルカと一緒に泳ぐことで喘息が改善したとの研究もあります。

動物アレルギーでなければ、ペットを飼うことを検討してもよいでしょう。

ペットが脳に与える影響

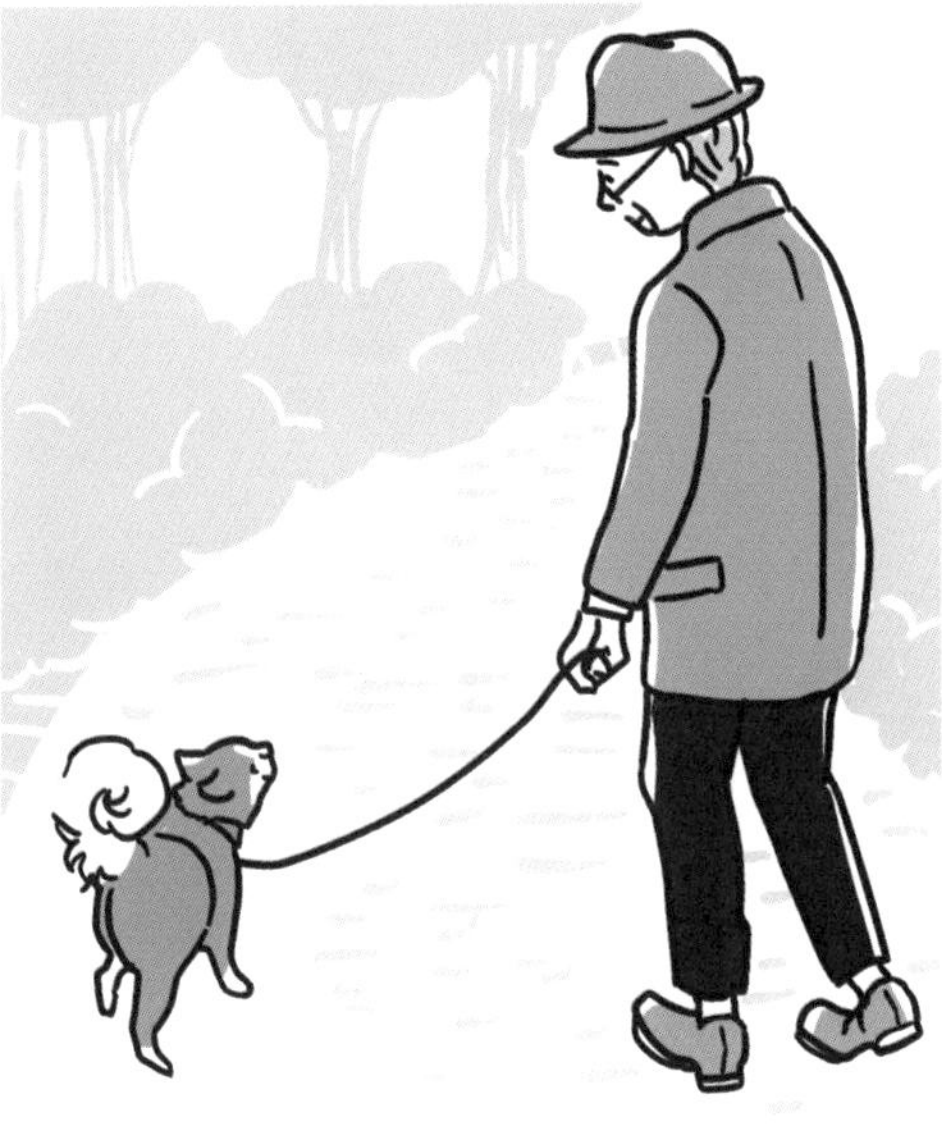

馬やイルカと触れ合うことで、自己免疫疾患や喘息が改善したという研究報告があります。動物アレルギーでなければ、感情が安定したり、生活のリズムが整うなどの効果が期待できます。

Point

◎動物と触れ合うことで、感情が安定し、生活リズムが整うなどの効果があるかもしれません。

塗り絵やパズル

いきいきと趣味を楽しむことは、脳にとってプラスです。「仕事が忙しく、趣味を持つ時間はなかった」という人でも、遅くはありません。さっそく、楽しんで取り組める趣味を探してみましょう。

おすすめは、「**手指を使う趣味**」です。絵画や編み物、洋裁・和裁、陶芸、パズルなどがあります。手指を使うことで、脳の血流が促されます。ボードゲーム、囲碁、将棋などの知的ゲームもよいでしょう。脳に刺激があり、人とのコミュニケーションもとれるため、非常におすすめです。体を動かす運動系の趣味もよいです。太極拳やダンス、ヨガなどいろいろあります。

趣味を楽しむ習慣のない人にとっては、「いまさら趣味を持つなんて難しい」と感じるかもしれません。そんな場合は、「子供の頃や学生時代の趣味、好きだったものに再チャレンジ」「趣味のテレビ番組をチェック」「地方自治体の学習講座や趣味教室に参加」など、趣味の種類を問わず、**とにかく始めてみることが大切**です。

指先を使う趣味で脳に刺激を

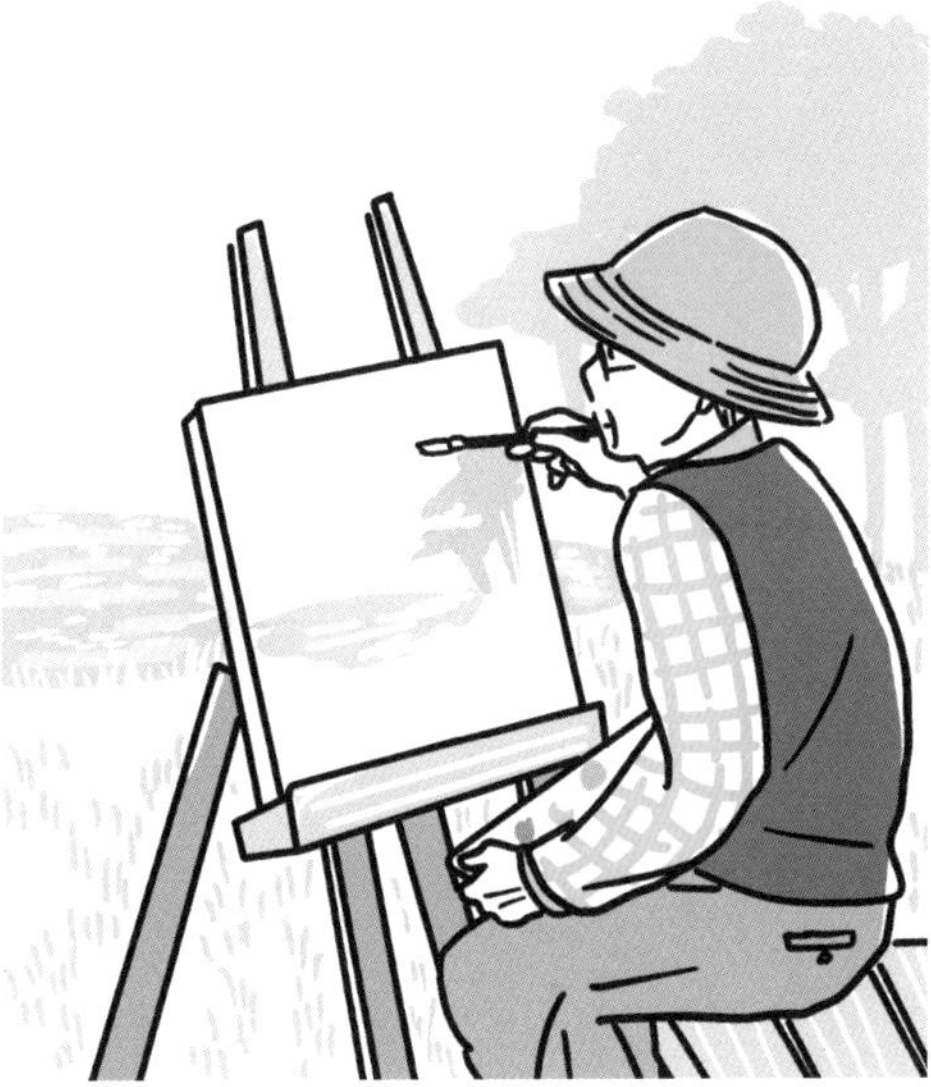

趣味を持てば脳にもよい効果が期待できます。特に、絵画や陶芸、パズルなどの指先を使う趣味がよいでしょう。指先を使うことで、脳への血流が活発になります。

Point

◎指先を使う趣味をすると、脳への血流量が増加します。

◎趣味の種類よりも、とにかく始めて見ることが肝心です。

ピアノを弾いてみよう

前述した「指先を使う趣味」とも関係しますが、**楽器演奏は、脳の高度な機能をフル活用するため、脳のアンチエイジングに最適**です。

楽器演奏が脳に与える影響を検証するため、私は40歳からピアノを、50歳からフルートを始めました。バイオリンも少しかじっています。結果的にピアノは大好きになりました。ピアノは、両手を使い、左右の手が別々の動きをし、譜面を読み、音を認識し、演奏します。これが、ピアノは認知症予防によいと言われる理由です。フルートは吹奏楽器なので、音を出すために腹式呼吸を使い、横隔膜を鍛えられます。バイオリンは、左手の指先で弦を抑えて、右手で弓を動かします。3種類の楽器のそれぞれで、脳の異なる部位を刺激しています。

しかし、楽器演奏に挑戦するならば、何か一つで十分です。ギターやウクレレ、サックス、ドラムでも大丈夫です。脳に十分な刺激を与えられます。楽しんで楽器演奏に挑戦しましょう。

認知症予防にはピアノがよい

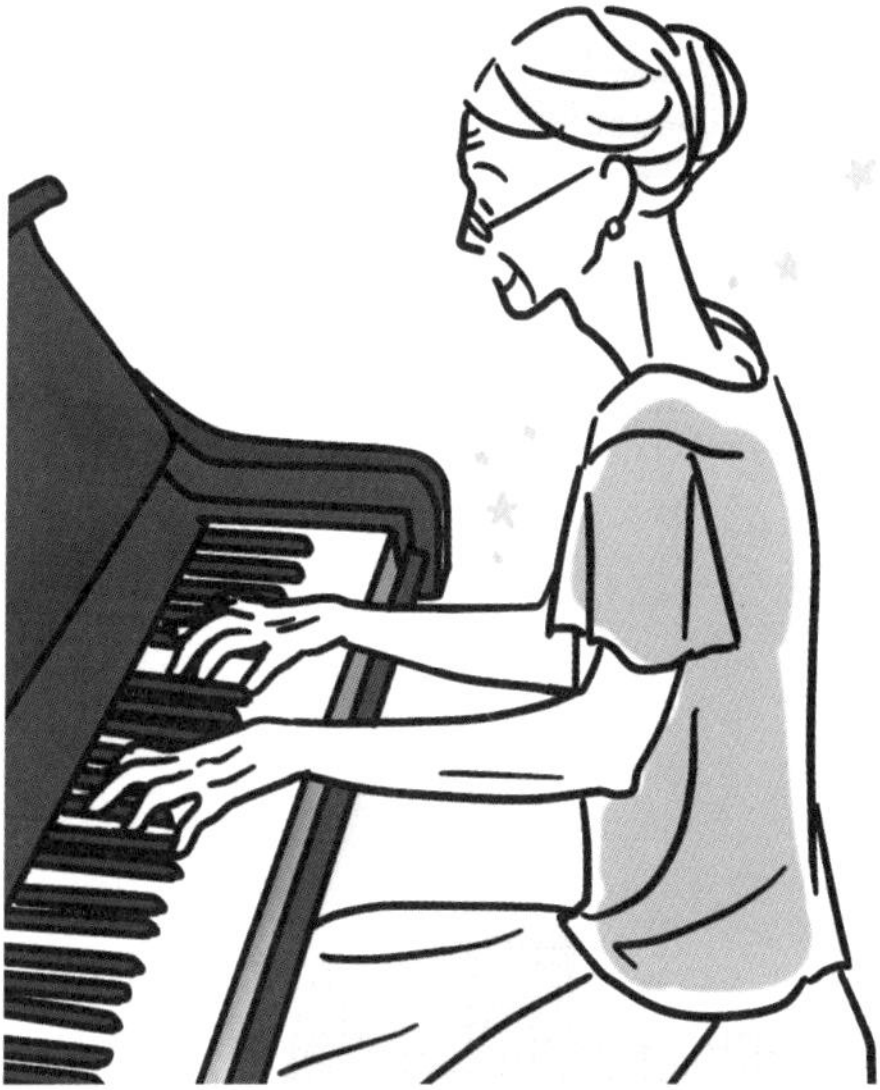

ピアノなどの楽器もおすすめです。楽器演奏は、脳の高度な機能をフル活用します。上手く弾けなくても大丈夫です。楽しんで演奏しましょう。

Point

◎楽器演奏は脳の高度な機能をフル活用するため、認知症予防に最適です。

◎上手くなくても、楽しむことが大切です。

旅先から帰ったらアルバム作り

旅は、日常生活から離れて、新しい体験、リフレッシュができるため、脳を刺激するのにおすすめです。実際に、東北大学加齢医学研究所が旅行会社と共同で行った研究では、旅行により、主観的幸福感が高まり、認知症リスクを下げる可能性があることがわかりました。

しかし、旅行は準備が大変です。そんな場合は、「〇〇へ旅行してみよう！」と考えるだけでも脳を刺激できます。また、日帰り旅行を計画してもよいでしょう。初めての土地、普段使わない交通手段、地域の名産を楽しむ、景色を楽しむ、写真を撮る……。こうした新鮮な体験は、日帰りでも十分に脳を刺激する旅行になります。

旅を楽しんだ後は、アルバム作りをしてみましょう。写真整理は、脳を大いに刺激します。体験を思い出しながら、写真を整理すると、記憶の定着にもつながります。また、同行者と話しながらの写真整理は、幸福感が高まるでしょう。楽しい思い出は、次の旅への原動力になります。

旅行で脳を活性化

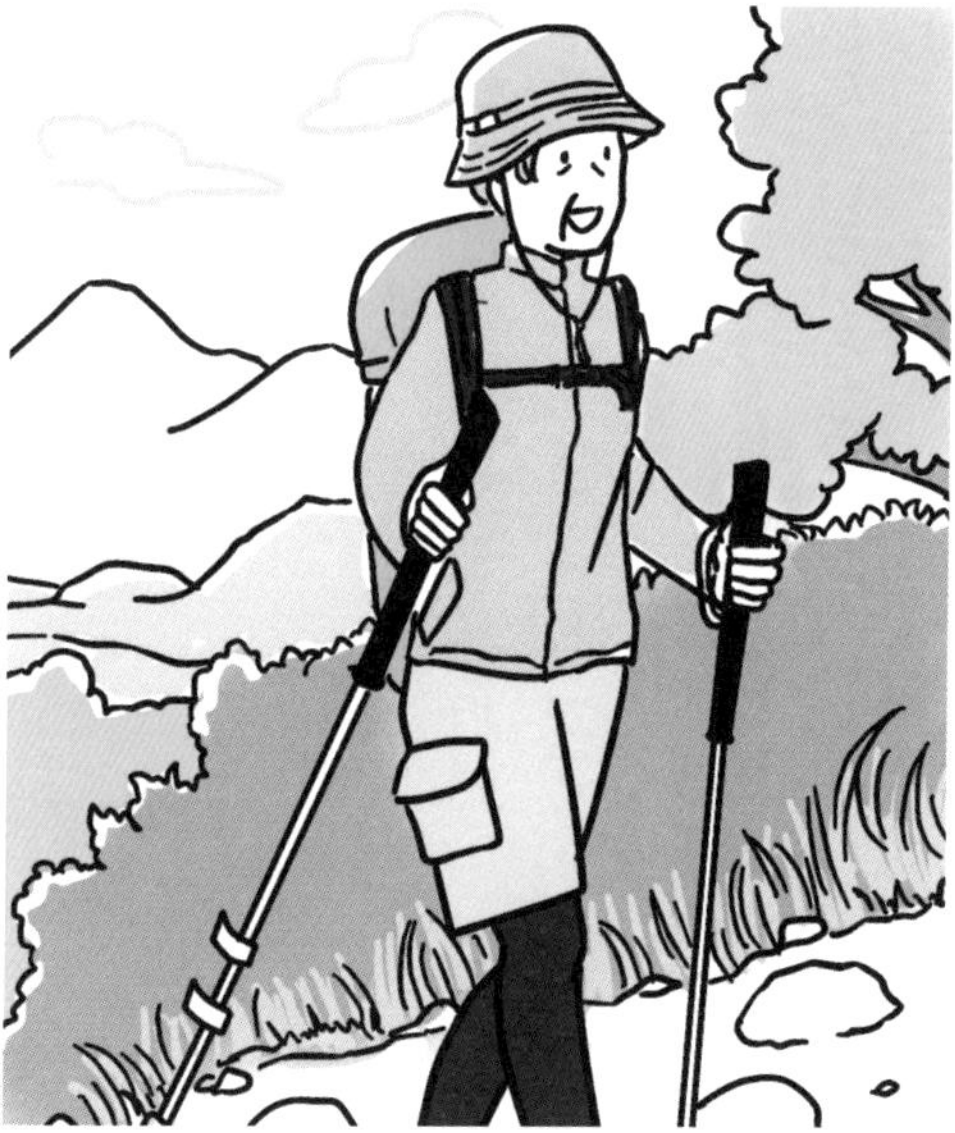

旅行で脳が活性化するという研究報告があります。「新鮮さ」を感じることで脳は活性化します。旅から帰ったら、アルバム作りをすると、記憶が定着し、幸福感も高まります。

Point

◎旅行で脳は活性化します。

◎旅から帰ったら、アルバム作りをするとよいでしょう。

興味を持ったらインターネットで調べる

新しいことにどんどんチャレンジしましょう。好奇心旺盛な人は、見た目も若いです。外見の若々しさと脳の若々しさは相関するからです。**新しいことにチャレンジすれば脳は活性化します。**

最近は、インターネット検索が当たり前になりました。いろいろなことが簡単に調べられます。「おもしろそうだな」と少しでも興味を持ったら、すぐに調べてみましょう。新しい趣味に挑戦する場合でも、どこでできるのか、何を準備すればいいか、いくらかかるのかなど、簡単に調べられます。

図書館に出向いて調べていた頃と比べれば、ずいぶん便利な世の中になったものです。せっかく便利になったのですから、調べるだけで終わってはもったいない。ぜひ、新しいことに挑戦してみましょう。好奇心は、脳を若く保つために重要な栄養素なのです。

もし、新しいチャレンジが三日坊主で終わっても大丈夫です。「とりあえず始める」を合言葉に積極的に挑戦しましょう。

知らないことをインターネットで調べよう

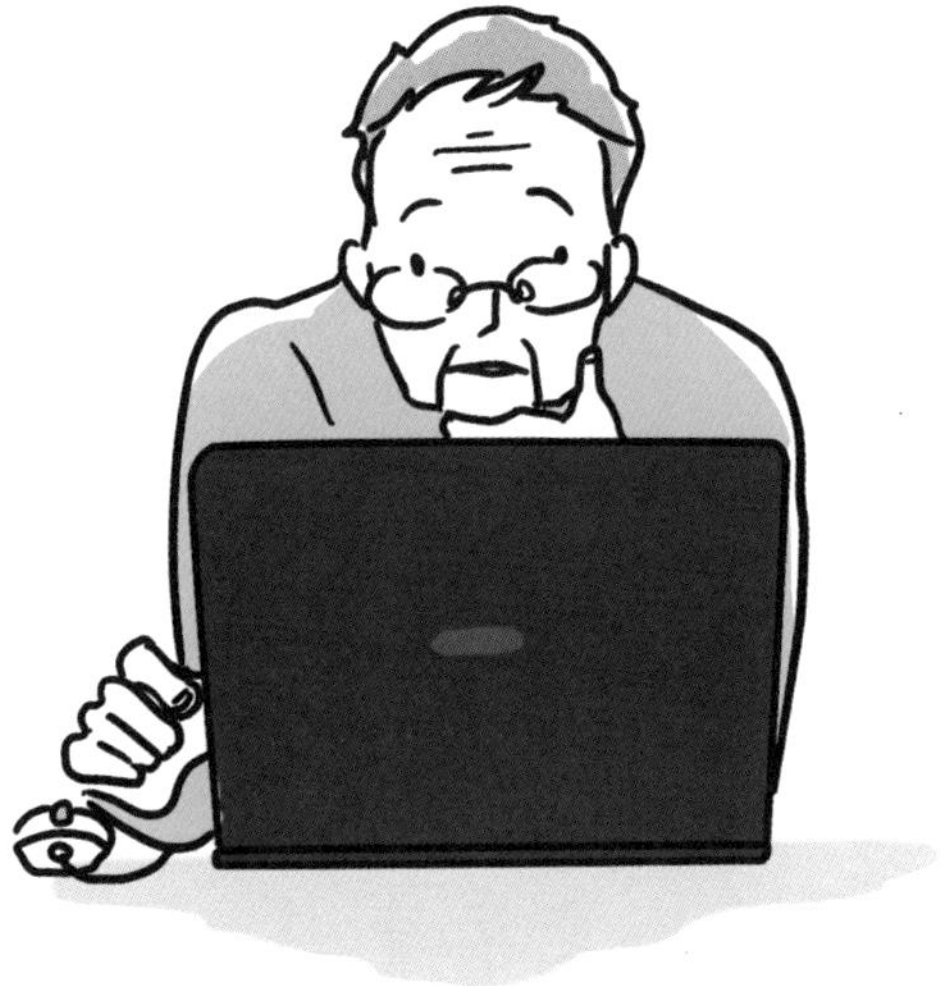

好奇心は、脳にとって最高の栄養です。いろいろなことに興味を持って、インターネットで調べてみましょう。そして、調べたら即挑戦です。興味を持って行動することが若さを保つ秘訣です。

Point

◎興味をもったら、インターネットで調べてみましょう。

◎調べたら即行動しましょう。

オンとオフを切り替える

脳には、大きく2つのモードがあります。会話をしたり、仕事や勉強したりするなどの複雑な働きをする「活動モード」、ぼんやりとリラックスしたり、単純作業をしたりする「休息モード」です。脳は、エネルギーを節約するために、モードの切り替えをスムーズにしようとしています。しかし、この切り替えがうまくいかず、モードがずれた状態だと、ダメージが蓄積してしまうのです。リタイア後の生活や、テレワークが続くことで、モードの切り替えがうまくいかない人は意外と多くいます。

そこでおすすめなのが、「**メリハリをつける**」です。働く場所や時間を見直してみましょう。カフェで仕事をしたり、旅行に出かけたりするのもよいでしょう。朝早起きするのもよいです。

また、「**3行日記**」もおすすめです。3行日記は、失敗したことや感動したこと、明日の目標をそれぞれ1行ずつ書きとめます。3行日記を一日の終わりの習慣にするとよいでしょう。

3行日記でストレスをデトックス

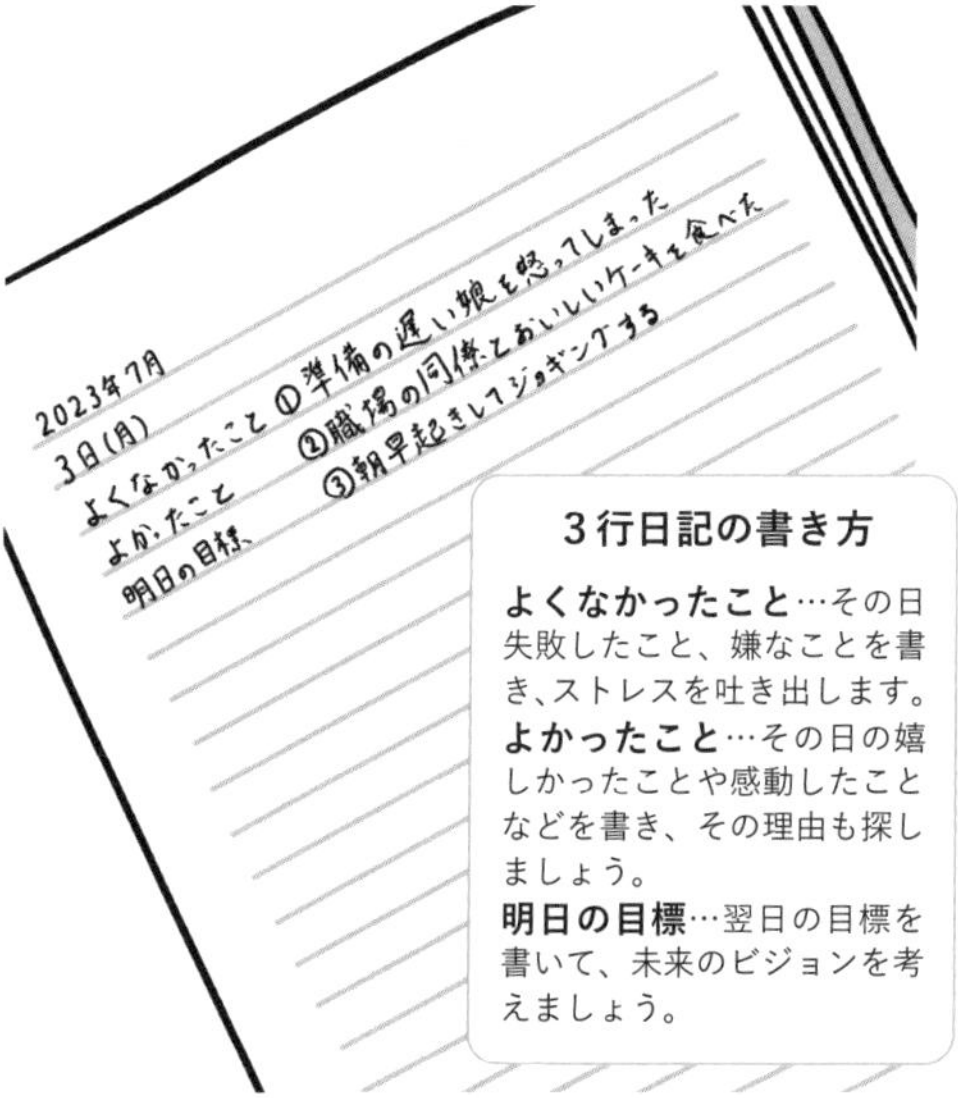
2023年7月
3日(月)
よくなかったこと ①準備の遅い娘を怒ってしまった
よかったこと ②職場の同僚とおいしいケーキを食べた
明日の目標 ③朝早起きしてジョギングする

3行日記の書き方

よくなかったこと…その日失敗したこと、嫌なことを書き、ストレスを吐き出します。
よかったこと…その日の嬉しかったことや感動したことなどを書き、その理由も探しましょう。
明日の目標…翌日の目標を書いて、未来のビジョンを考えましょう。

脳は、メリハリがないと疲れが抜けず、ダメージが蓄積します。一日のストレスを持ち越さないためにも、３行日記がおすすめです。心を整理して、ストレスをデトックスしましょう。

Point

◎メリハリのある生活をすることで、脳のモードを上手く切り替えましょう。

◎一日の疲れやストレスを持ち越さないために、3行日記を書いてみましょう。

生涯現役

要介護状態になるのを避け、元気に80代以降を過ごすためには、「70代の過ごし方」がとても重要です。

リタイア後にいろいろな活動をいっぺんにやめてしまう人は、70代で一気に老け込んでしまいます。そうならないためにも、リタイア後に何をするのかを計画しておくことが重要です。「年をとったから引退する」という考え方が危険なのです。**生涯現役であろうとする気持ちが、老化を遅らせて、80代以降の長い晩年を元気で過ごす秘訣**です。

とは言っても、リタイア後にすることが何も思いつかない人がいるかもしれません。ご自身の経験を生かして新しい仕事に就くのもいいでしょう。ボランティア活動や、新しい趣味に挑戦するのもいいですね。趣味については、前述した手指を使うものがおすすめです（60頁参照）。楽しんで長く続けられるものがよいでしょう。体がもつ限り、できる範囲で続けましょう。

引退は「老後」のリスク？

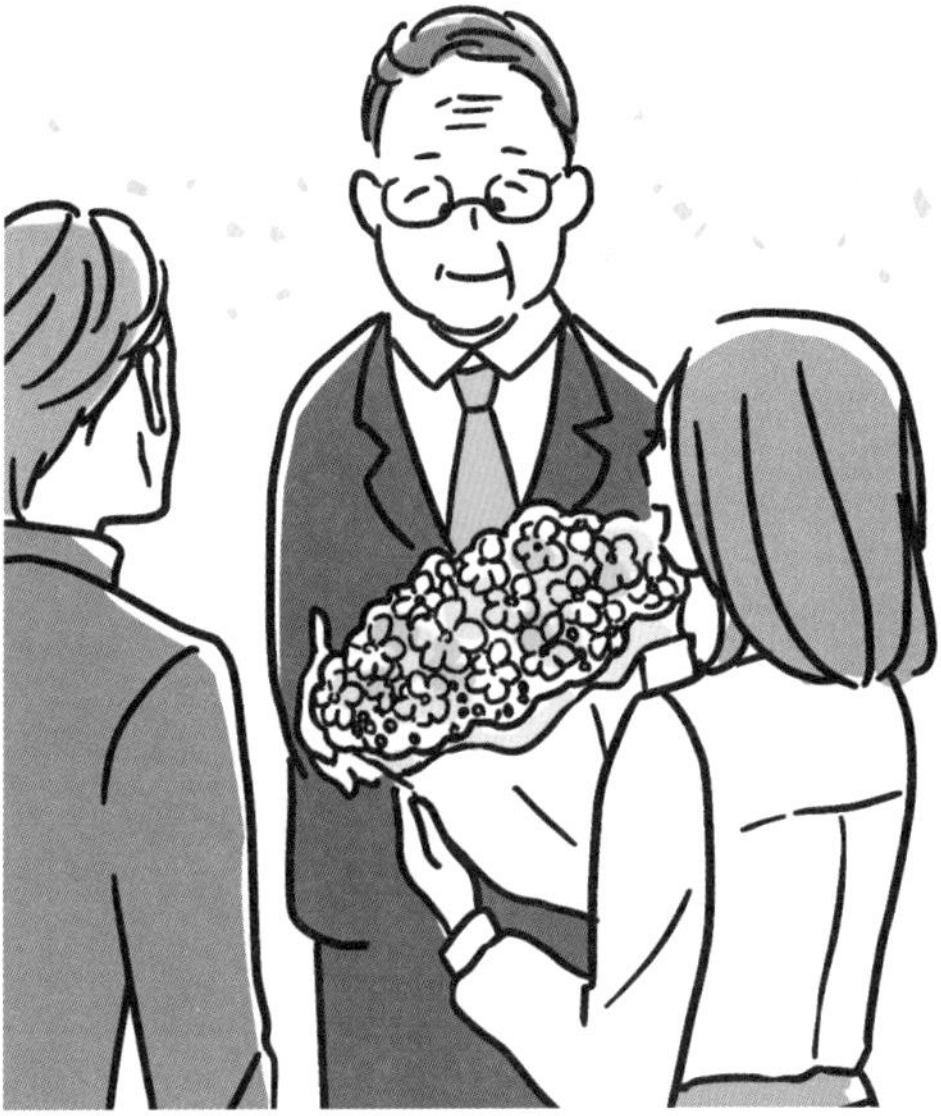

リタイア後に、いろいろな活動をいっぺんにやめてしまうと、一気に老け込んでしまいます。リタイア後に何をするか、考えておくことが大切です。趣味や新しい仕事を始めるのもいいでしょう。

Point

◎引退と考えずに、いつまでも現役であろうとする姿勢が、若くいるための秘訣です。

サッカーのヘディング

サッカーの特徴的なプレーの一つに「ヘディング」がありますが、いま注目が集まっています。

英グラスゴー大学は、認知症などの神経変性疾患による死亡リスクが、一般の人に比べて元サッカー選手で高いことを報告しました（およそ3・5倍）。ただし、この論文では、ヘディングとの因果関係は示されてはいません。しかし、後に行われたスウェーデン・カロリンスカ研究所の研究で、ヘディングの機会が少ないキーパーは、一般人と比べて認知症発症リスクに差がないことが示されています。

ヘディングを繰り返すことによる頭部への衝撃は、認知症リスクを高める可能性があります。これを受けて、日本サッカー協会は、育成年代（幼児期〜U-15）のヘディング習得のためのガイドラインを公表し、頭部への負担を軽減する指針を示しています。

※医学誌『ザ・ニュー・イングランド・ジャーナル・オブ・メディスン誌』

第3章

脳が元気になる食習慣

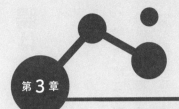

腸は「第二の脳」

腸は、第二の脳とも呼ばれるほど、脳と関係が深い臓器です。「脳腸相関」といい、脳と腸はお互いに影響しあっているのです。

生物の進化の過程から見ると、もともとは、脳と腸がひっついていたと考えられます。

たとえば、原始的な構造をした線虫は、頭のほうにネットワークを作っている神経があり、その横に腸管が並んでいます。つまり、脳と腸はつながっており、進化の過程で、脳と腸の間に後からいろいろな臓器ができたと考えられます。

実際に、脳内の神経伝達物質が腸でも分泌されていることがわかっています。代表的なものが、**「幸せホルモン」とも呼ばれるセロトニン**（厳密には脳内物質であってホルモンではない）です。セロトニンは感情にかかわる代表的な神経物質であり、自律神経を整える働きがあります。さらに、眠るときに必要なホルモン「メラトニン」の材料にもなります。脳内にみられる神経伝達物質のセロトニンは、脳よりも圧倒的に多くの量を腸で分泌されているのです。

腸でも脳内物質が分泌されている

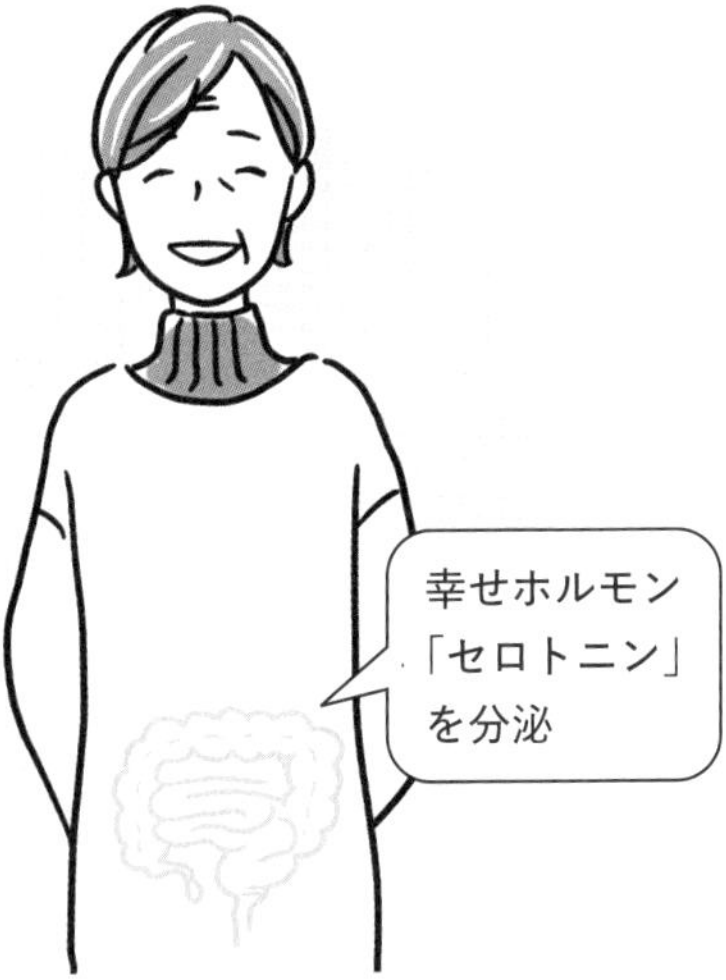

脳内物質の一つセロトニンは、腸でも分泌されています。セロトニンは幸せホルモンとも呼ばれ、自律神経を整える働きがあり、眠るときに必要なホルモン「メラトニン」の材料にもなります。

Point

◎腸は「第二の脳」とも呼ばれます。

◎腸では脳内の幸せホルモン「セロトニン」を分泌しています。

◎セロトニンは自律神経の働きを調整します。

脳に蓄積される？注意が必要な食品添加物

加工食品には多くの「食品添加物」が使われています。なかには、脳に蓄積したり、老化を促進したりするものもあります。特に、注意が必要な食品添加物として、人工甘味料と二酸化チタンを見てみましょう。

人工甘味料（**スクラロース、アセスルファムカリウム、サッカリン、アスパルテーム**）**は可能な限り避けましょう。**人工甘味料は、砂糖の10倍ものスピードで老化タンパク（AGE）を作ります。また、砂糖を超える強い依存性があるため、脳の健康を考えると人工甘味料はおすすめできません。

二酸化チタンは、塗料、プラスチック、印刷インキ、化粧品などの工業製品の「きれいな白色」を作るために使われます。工業製品だけでなく、左図に示す様々な食品にも用いられています。食品に添加される二酸化チタンは、非常に小さい粒子に調整されおり、脳のフィルターを通過し、脳に入り込みます。動物実験で、**神経細胞の酸化ストレスや神経毒性、認知機能障害が確認されています。**

「二酸化チタン」が使われている食品

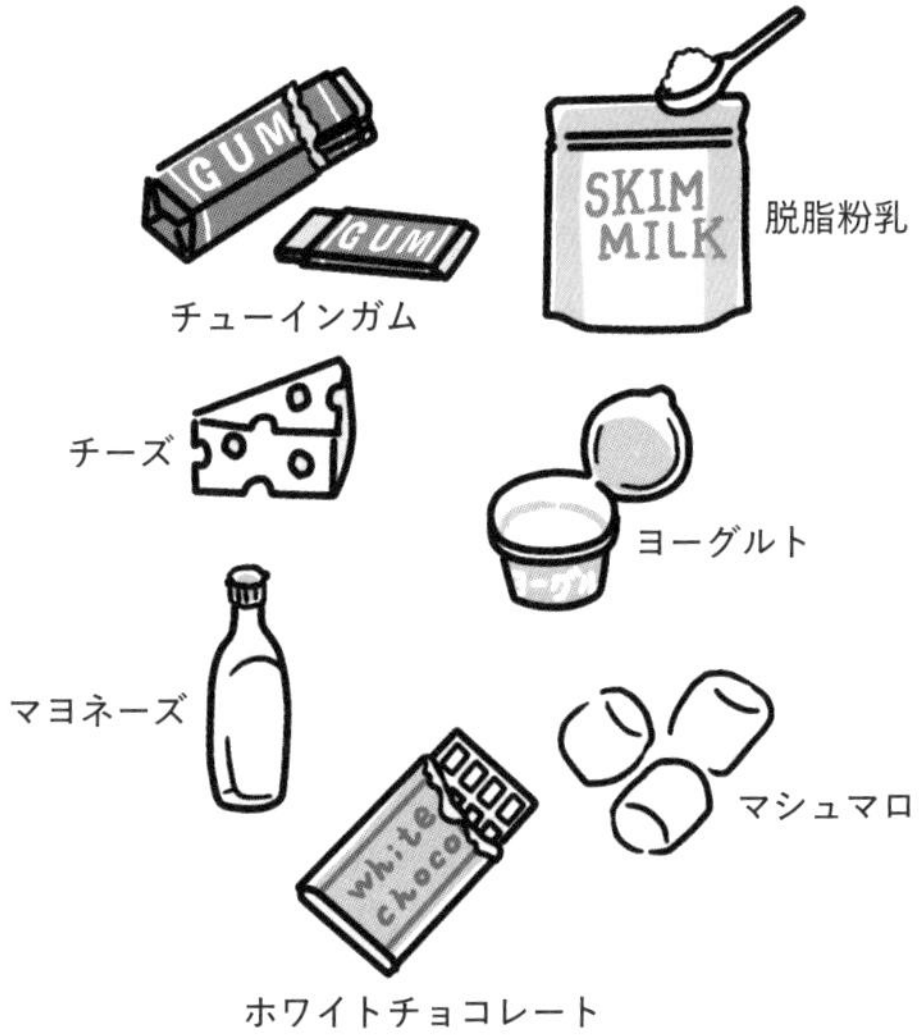
GUM
GUM
チューインガム
SKIM MILK
脱脂粉乳
チーズ
ヨーグルト
マヨネーズ
white choco
マシュマロ
ホワイトチョコレート

人工甘味料や二酸化チタンは、脳の健康を考えるとおすすめできません。EUでは、二酸化チタンを含む食品は禁止されていますが、日本では禁止されていません。

Point

◎人工甘味料は、砂糖よりも早いスピードで老化タンパク（AGE）を作ります。

◎二酸化チタンは、脳に入り込み、認知機能障害など、脳に様々な影響を及ぼします。

ひじきに注意

ひじきは、食物繊維のほか、カリウムやミネラルが豊富です。このため、ひじきには「健康にいい」というイメージがあります。たしかに、栄養的には非常に優れていますが、**発がん性のある無機ヒ素が多く含まれている**ことが知られています。このため、英国食品基準庁は食べないようにと勧告しています。

ヒ素は非常に毒性が強く、嘔吐や食欲減退、皮膚炎、知覚障害や運動機能障害を起こすことがあり、多量に摂取すれば急性中毒により死に至ることもあります。

日本においては、厚生労働省が、1日4・7g以上（水で戻したひじき）食べなければ健康には問題ないとしていますが、毒をとり込まないという観点から、食べない方がよいでしょう。ひじきが好きな方は、週に1回、小皿に載る程度にしておきましょう。

わかめや昆布、のりなどのひじき以外の海藻に含まれる無機ヒ素はごくわずか（ひじきの200分の1程度）なので、これらは、許容範囲と考えて大丈夫です。

海藻類に含まれるヒ素濃度

単位：海藻類１kg あたり mg

	乾燥総ヒ素	乾燥無機ヒ素	水戻し総ヒ素	水戻し無機ヒ素	戻し水総ヒ素	戻し水無機ヒ素
ひじき平均値(n=9)	110mg/kg	77mg/kg	16mg/kg 湿重量	11mg/kg 湿重量	5mg/kg	3mg/kg
あらめ平均値(n=3)	30mg/kg	0.3mg/kg 未満	3mg/kg 湿重量	0.3mg/kg 湿重量未満	1mg/kg	0.01mg/kg 未満
わかめ平均値(n=5)	35mg/kg	0.3mg/kg 未満	4mg/kg 湿重量	0.3mg/kg 湿重量未満	0.4mg/kg	0.01mg/kg
こんぶ平均値(n=7)	50mg/kg	0.3mg/kg 未満	3mg/kg 湿重量	0.3mg/kg 湿重量未満	0.3mg/kg	0.01mg/kg 未満
のり平均値(n=7)	24mg/kg	0.3mg/kg 未満	のりは水戻ししない	のりは水戻ししない	のりは水戻ししない	のりは水戻ししない

●英国食品基準庁はカナダ食品検査庁の報告を受け、ロンドンで売られている 31 検体の海藻類について、総ヒ素と無機ヒ素の濃度を測定した（上表）

ひじきに含まれるヒ素濃度は、他の海藻類に比べて多いです。

Point

◎ひじきには、毒性の強い無機ヒ素が多く含まれています。

◎ひじきは食べないほうがよいでしょう。どうしても食べたい人は、週に１回、小皿に載る程度の少量にとどめましょう。

歯周病は全身の病気に影響する

歯周病と聞いて、「歯から血が出ているだけ」と考える人は多いでしょう。しかし、歯周病の症状は歯だけに留まりません。**歯周病が、全身に悪影響を及ぼす**ことがわかっており、今や医学の常識です。

歯周病に関連が深いのが糖尿病です。ほかにも心疾患、慢性腎臓病、骨粗しょう症、呼吸器疾患、関節リウマチ、がん、早産・低体重出産など様々な疾患の発症に影響することが知られています。

また、歯周病菌の一つであるジンジバリス菌が脳内で発見されました。脳には、血液脳関門という強固なフィルターがあり、外部から異物が容易に侵入できない仕組みになっています。つまり、この歯周病菌は、強固な血液脳関門を突破したということです。

歯周病は予防が何より大切です。定期的に歯科検診を受けましょう。また、健康な口内環境には唾液の分泌が欠かせません。噛むことで、脳に刺激が伝わり、唾液が分泌されます。口内が乾燥したら、ガムやスルメなどを噛むとよいでしょう。

噛むことで口内環境を改善する

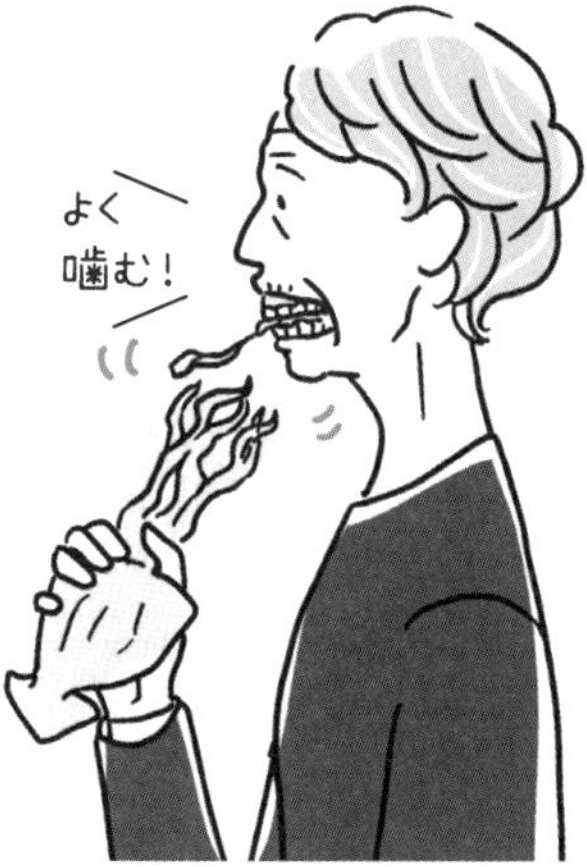

歯周病は、全身に悪影響を及ぼすことは、今や医学の常識です。歯周病予防のために、定期的に歯科検診を受けましょう。また、健康な口内環境を維持するために、ガムやスルメなどを噛んで唾液を分泌させるとよいでしょう。

Point

◎歯周病は全身に悪影響を及ぼします。

◎健康な口内環境を保つために、ガムやスルメなどを噛むとよいでしょう。

ひとくち30回 よく噛んで食べる

噛むことが脳のトレーニングになるとしたらどうでしょうか。神奈川歯科大学が行った研究で、噛む動作に認知機能を保つ働きがあることがわかりました。研究によれば、咀嚼《そしゃく》により記憶をつかさどる海馬が活性化したとのこと。また、高齢者の認知機能テストでガムを噛むことで噛まないよりも、正答率がアップしたそうです。**噛むことの刺激が脳に伝わることで、脳が活性化される**と考えられます。

噛む回数は「ひとくち30回」が目安です。柔らかいものは噛み続けるのが難しいので、ある程度の固さのある食材がおすすめです。たとえば、肉ならハンバーグよりもステーキが、シーフードなら、お刺身よりもスルメやタコなどが、野菜ならゴボウなどの根菜が、噛みごたえがあります。

口に食材を入れた時に、いったん箸を置いて、噛むことに集中するのも効果的です。よく噛むことで、満腹中枢が刺激されるため、食べすぎも防いでくれます。

よく噛むことで脳のトレーニングになる

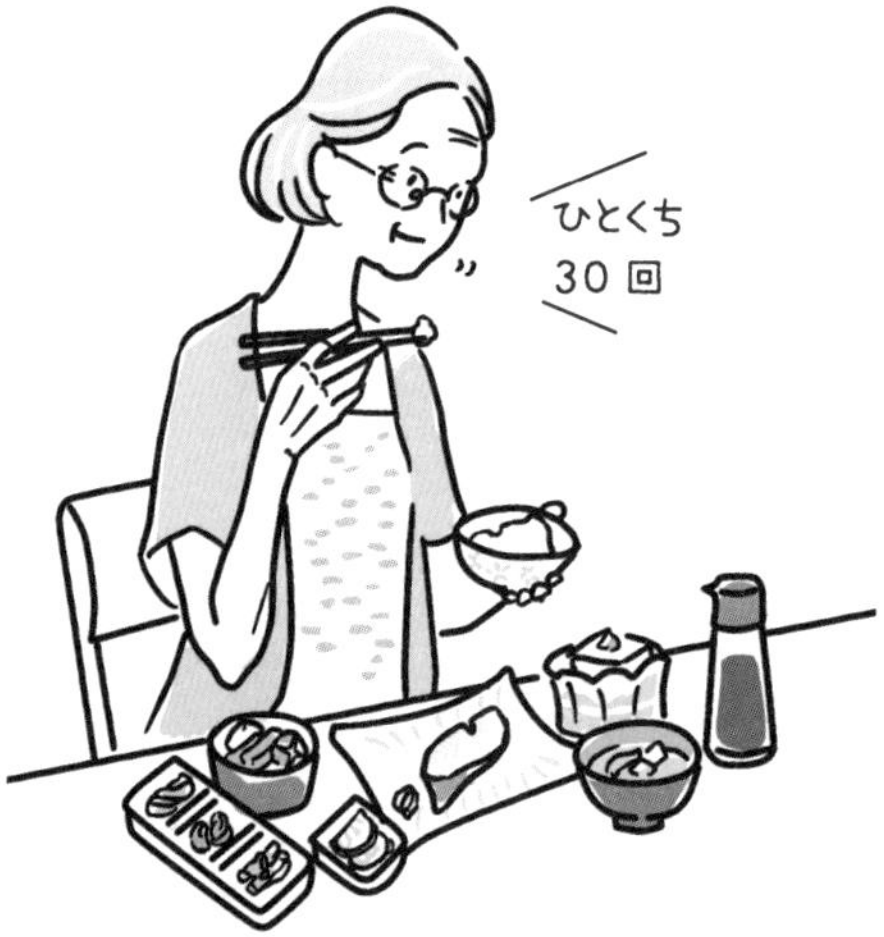

噛む動作には認知機能を保ち、記憶をつかさどる海馬を活性化させます。「ひとくち30回」噛むことを意識しながら食事をしてみましょう。
よく噛むことで満腹中枢が刺激され、食べすぎ防止も期待できます。

Point

◎噛むことで認知機能を保つことができます。

◎噛む回数の目安は「ひとくち30回」です。

1日3食は間違い？

体が若く健康でいるためには、代謝が大切です。代謝とは、生体内で行われる化学反応の総称です。わかりやすく簡単に説明すると、食事で摂取した栄養を熱に変えて使い切る仕組みのことです。代謝が適切に機能してこそ、健康を維持できるのです。

代謝が適切に機能するために、空腹感は非常に有用な働きをします。たとえば、細胞に対して、一定期間栄養を与えない状態が続くと、細胞内の古くなった酵素や必要がなくなったタンパク質を細胞自体が消化します。これをオートファジーといいます。つまり、断食により細胞内の有害物質の解毒や掃除（デトックス）が行われるというわけです。

前夜の遅い時間帯に食事をして、翌朝胃がもたれていたとしましょう。そんな日には、いつもの朝食はとらないほうがよいのです。1日3食を守っている日本人は多いですが、空腹でない限り、無理に食事をする必要はありません。食事をするかどうかは、自分の体の声を聴けばよいのです。

空腹でない限りは食べない

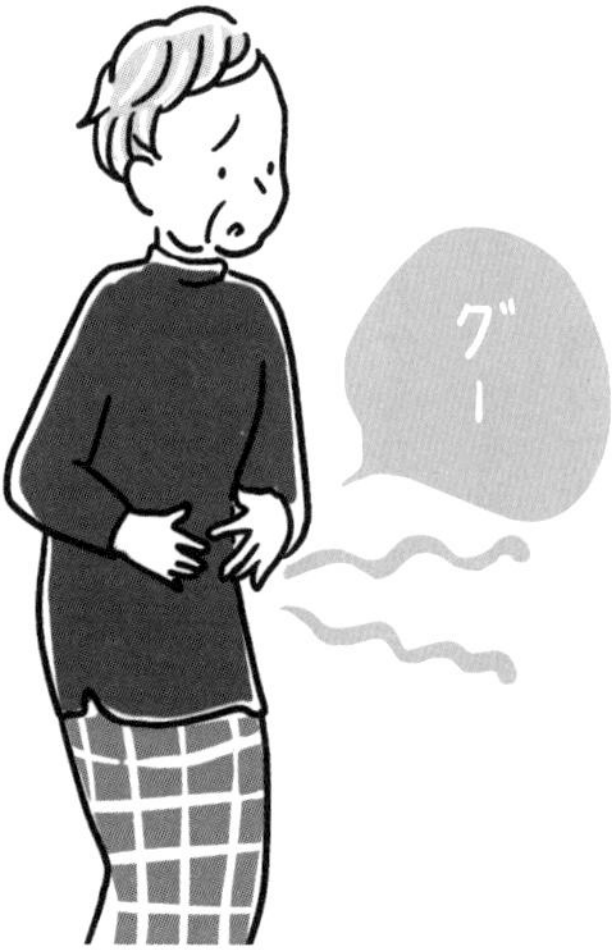

空腹感は、人体にとって様々な有益な作用を働かせることが知られています。たとえば、空腹感を感じると、細胞内の不要な酵素やタンパクを細胞自体が消化するオートファジーが働きます。こうして有害な物質の解毒や掃除が行われます。

Point

◎体が若く健康でいるためには、「空腹の時間」が大切です。

朝は野菜ジュースで1日をスタート！

朝食にミキサーで作る「野菜と果物のジュース」なんていかがでしょうか。ビタミンやミネラル、食物繊維が豊富で朝食に最適です。また**ファイトケミカルという抗酸化物質が含まれており、体をサビさせる活性酸素の働きを抑え、様々な生活習慣病の予防に役立ちます。**

「ジュースじゃなくても、フルーツや野菜をそのまま食べればいいのでは？」そんな声が聞こえてきそうですが、植物の細胞には丈夫な細胞壁があります。そのまま食べるよりも、ミキサーにかけて、細胞壁を壊してから食べるほうが吸収がよいのです。

実際に、米国のシアトルで行われた研究によれば、野菜や果物のジュースを週3回以上飲む人は飲まない人とくらべて、アルツハイマー病の発症率が76％低いと報告されています。

作り方は簡単です。葉物野菜やリンゴなどの好みのフルーツ、水分として牛乳やヨーグルトなどの乳製品や水を加えて、ミキサーにかけるだけでOKです。

ミキサーで作った野菜や果物のジュースは朝にピッタリ！

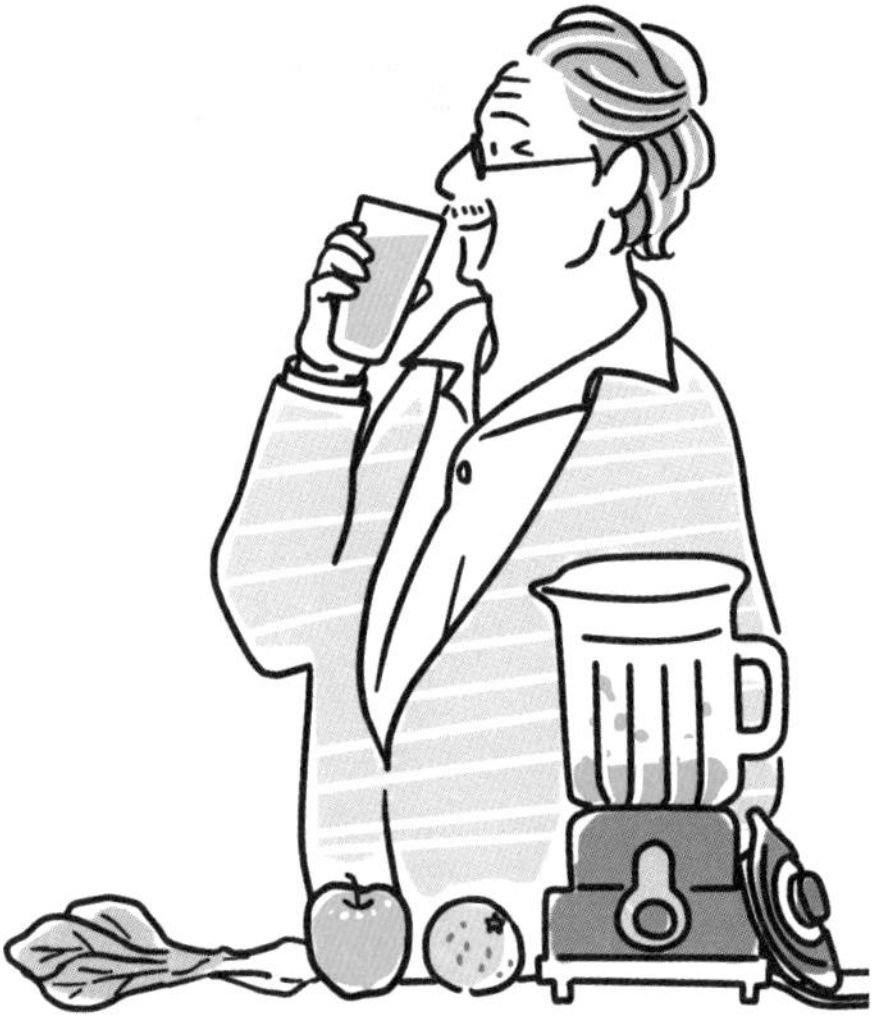

ミキサーで作る「野菜や果物のジュース」はビタミンやミネラル、食物繊維が豊富です。また、ファイトケミカルという抗酸化物質が含まれています。

Point

◎ミキサーで作る「野菜や果物のジュース」は朝食に最適です。

◎ファイトケミカルにより、生活習慣病の予防にも期待できます。

食事の順番

食事の際、どのような順番で料理に手をつけますか。和食なら汁物が多いかもしれませんね。実は、食事の順番が脳の健康に影響する可能性があります。

近年の研究で、糖尿病患者は一般人に比べて、認知症リスクが2〜4倍も高いと報告されています。つまり、糖尿病になりにくい食生活を送れば、脳の健康にも期待できるということです。**食事の順番を工夫することで、糖尿病の原因の一つ、血糖値の急上昇・急下降を予防できます。**

具体的には**食物繊維を多く含む野菜から食べましょう。**次に、肉や魚などのタンパク質を食べます。食物繊維から食べることで、肉などの余分な動物性脂肪を食物繊維が包み込み、吸収前に体外に排出してくれます。ご飯などの糖質は、できるだけ食事の後半に食べましょう。最後に糖質のとりすぎを防げます。

懐石料理やフレンチのコース料理はまさにこの順番です。順番には理由があったのです。先人の知恵は偉大ですね。

野菜から食べよう

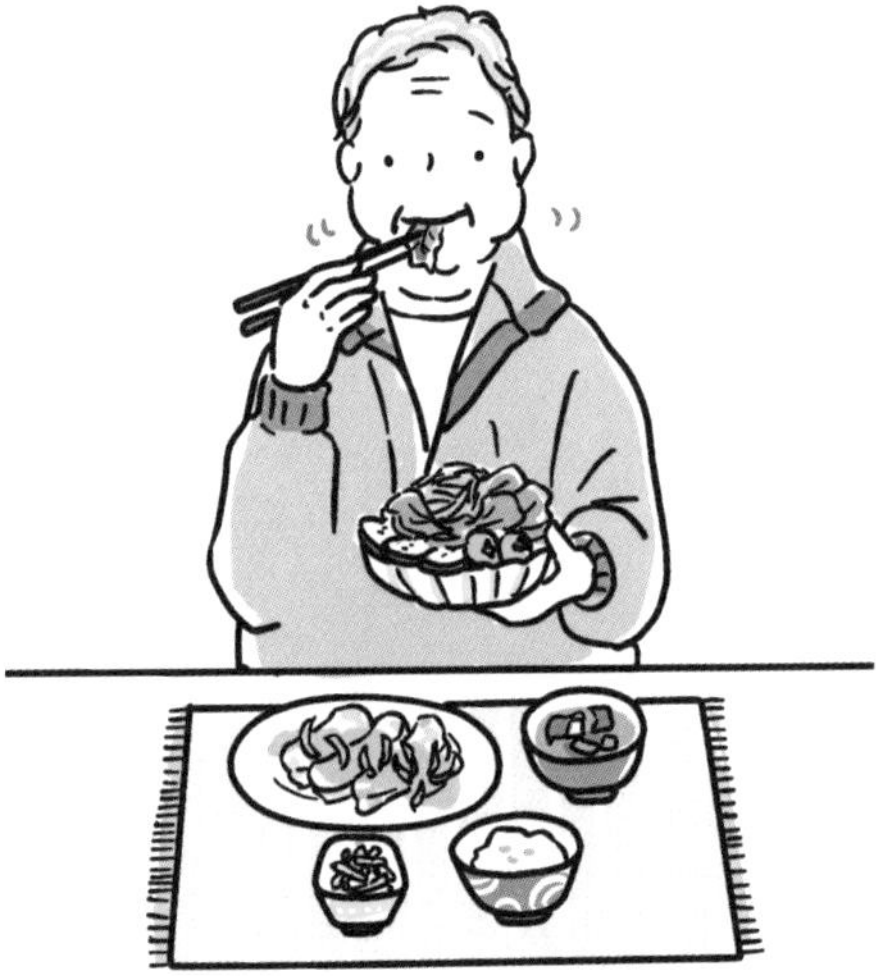

食事は食物繊維を多く含む野菜から。次に肉などのタンパク質を食べ、ご飯などの糖質は可能な限り食事の後半にとりましょう。

Point

◎食事は野菜から食べましょう。

◎食べすぎや、血糖値の急上昇・急降下を防ぎます。

白米の食べ過ぎに注意

ただ、白米には炭水化物（糖質）がたくさん含まれており、食べ過ぎには注意が必要です。最近の研究で、炭水化物（糖質）のとりすぎと物忘れ（認知機能の低下）の関係が指摘されています。糖質は白米だけではなくパンにも多く含まれています。

糖質のとりすぎや運動不足で血糖値が高くなると、血糖値を下げるためにインスリンが分泌され、脳に届くインスリンが減ってしまいます。インスリンは、記憶力や注意力にもかかわっており、脳に届くインスリンが減ることで認知機能が低下してしまいます。高血糖が続くことで、記憶力が低下し、認知症発症リスクが高まるとのはこのような仕組みによります。

認知症予防には、糖尿病を予防することが重要です。糖尿病と診断されていなくても、血糖値が上がりやすい食事はさけましょう。そこで参考になるのがＧＩ値（グリセミック指数）。ＧＩ値は　食後に血糖値がどのくらい上がりやすいかを示したものです。**白米やパンよりも玄米がよい**でしょう。

主食の糖質を減らす方法

①ご飯は白米から玄米や雑穀米、もち麦を中心にする
②茶碗を小さくしてご飯の量を半分にする。その分おかずを多めにする
③外食で白いご飯が出る時は量を半分にするか、残すようにする
④白い食パンの代わりにライ麦パンや、全粒粉パン、大豆パンにする

GI値の低い・高い食べ物

GI値	低	中	高
炭水化物	小麦全粒粉パン 玄米／そば	パスタ＜うどん	白米＜パン
野菜・卵	レタスなどの葉物 きのこ類／ダイコン／カブ／ピーマン／ブロッコリー	卵	ニンジン／カボチャ／ジャガイモ
乳製品	ヨーグルト／牛乳	アイスクリーム	練乳
菓子・果物	リンゴ／イチゴ／オリゴ糖	バナナ／パイナップル	はちみつ＜白砂糖

GI値が低い食べ物は吸収が遅く、腹持ちがよく、ダイエットにも効果的

Point

◎糖質のとりすぎと物忘れの関係が注目されています。

◎玄米は白米やパンに比べて血糖値が上がりにくい食材です。

油を上手に使う

油は高カロリーで体に悪いという印象があるかもしれません。しかし、タンパク質、糖質と並び、**油は三大栄養素の一つ。体には欠かせないエネルギー源**です。さらに、脂溶性ビタミン（ビタミンA、D、E、K）の吸収に油は欠かせません。たとえば、ビタミンDは、シラス、イワシ、キクラゲに含まれ、認知症予防に期待されています。

油は主に脂肪酸でできています。脂肪酸は、大きく動物性の飽和脂肪酸と植物性の不飽和脂肪酸に分けられます（左頁図）。ただし、種類が多く難しいので、簡単にできるコツを以下に紹介しましょう。

サラダ油やコーン油をとりすぎると、血管の炎症や動脈硬化が促進するので、調理にはオリーブオイルを使いましょう。また、オメガ3の脂肪酸（アマニ油やエゴマ油）には動脈硬化の予防や脳の活性化が期待できるためサラダのドレッシングにおすすめです。ココナッツオイルには中鎖脂肪酸が含まれ、生活習慣病予防におすすめ。温かい飲み物に加えるとよいでしょう。

脳にいい油は？

□ おすすめの油

	脂肪酸の種類	多く含む主な油	特徴
飽和脂肪酸	短鎖脂肪酸	バター、チーズなど	中性脂肪などの増加を促し、動脈硬化のリスクを高める
	おすすめ！ 中性脂肪酸	ココナッツオイル、ココナッツミルクなど	体に溜まりにくケトン酸
	長鎖脂肪酸	牛・豚・鶏の油など	中性脂肪などの増加を促し、動脈硬化のリスクを高める
不飽和脂肪酸	おすすめ！ オメガ9脂肪酸	オリーブ油、菜種油など	血液中の悪玉コレステロールを減らす
	オメガ6脂肪酸	サラダ油、コーン油、大豆油、紅花油、ゴマ油など	とりすぎると血管の炎症を起こし、動脈硬化を促す
	おすすめ！ オメガ3脂肪酸	青魚などの油(DHA、EPA)、亜麻仁油、えごま油（α-リノレン酸）など	血管の炎症や血栓（血の塊ができること）を抑え、動脈硬化のリスクを下げて心臓疾患や脳梗塞などを防ぐ
	トランス脂肪酸	マーガリン、ショートニングなど	心臓病は認知機能の低下などのリスクを高めるとされる

調理にはオリーブ油を使いましょう。ココナッツオイルを温かい飲み物に加えてみましょう（おなかがゆるくなるため、1日大さじ2杯までが目安）。アマニ油やエゴマ油はサラダのドレッシングにおすすめです。

Point

◎油を上手にとれば、動脈硬化などの生活習慣病の予防になります。

外食は
和食か地中海料理

２０２０年に地中海料理が、２０１３年に和食がユネスコ世界無形文化遺産に登録されました。文化的背景が登録の理由ですが、**健康にとてもよい料理**なのです。

和食のおかずに多い魚介類には、血管によいとされるＤＨＡやＥＰＡ、神経細胞の原料になるアラキドン酸が含まれています。また、和食で多く使われる食材「豆、ごま、わかめなどの海藻、野菜、魚、シイタケなどのキノコ類、芋類」は脳の活性化に有効とされます。特に豆類は神経伝達物質アセチルコリンの材料にもなります。このほか、みそや醤油などの発酵食品には、多くの微生物が含まれ、腸内環境を整えます。

地中海料理は、地中海沿岸のギリシャ、スペイン、ポルトガルなどで食べられている料理です。魚介類、野菜、豆（ナッツ）類、穀物、果物、オリーブ油のほか、チーズ、ヨーグルトなどの乳製品が使われます。地中海料理を食べる人と食べない人を比較した研究で、アルツハイマー型認知症の発症リスクが低下すると報告されています。

和食

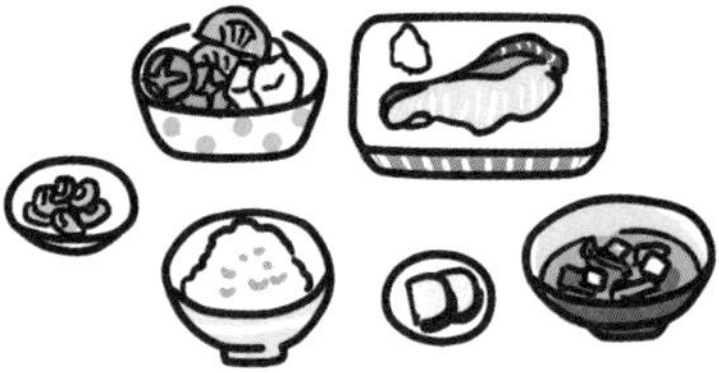

魚にはDHA、EPA、アラキドン酸が含まれています。豆、ごま、わかめなどの海藻、野菜、魚、シイタケなどのキノコ類、芋類は脳の活性化に有効です。

地中海料理

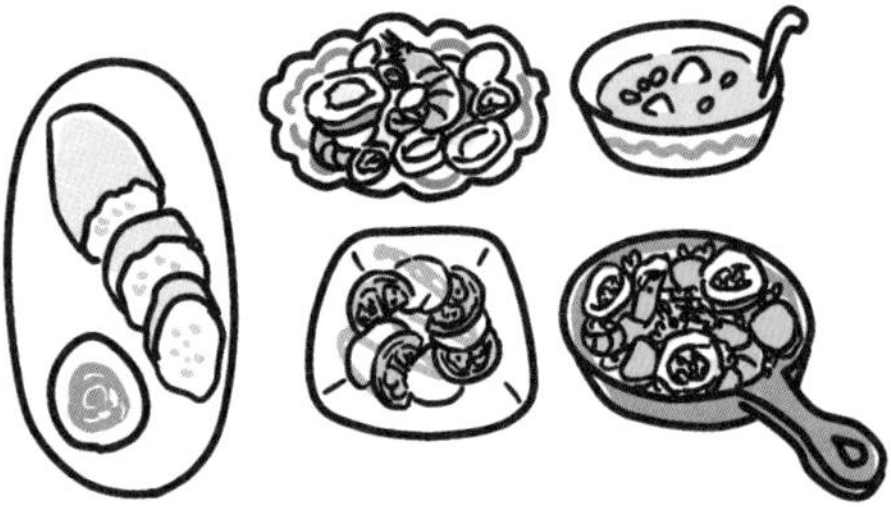

豆類、きのこ、ナッツ類は生活習慣病を予防する効果があるとされます。地中海料理には、認知症予防効果も報告されています。

Point

◎外食するなら、和食か地中海料理がおすすめ。

◎生活習慣病や認知症予防にも効果が期待できます。

太りすぎが認知症を招く

認知症の危険因子である高血圧は、同様に危険因子である**肥満によって引き起こされることが多い**です。

高血圧も肥満も放置しておけばメタボリックシンドローム（メタボ）につながるおそれがあります。内臓肥満に高血圧・高血糖・脂質代謝異常が組み合わさることで、心臓病や脳卒中などになりやすい病態がメタボです。メタボでは、最初の些細な生活習慣の乱れがきっかけとなり、連鎖的に様々な状態が引き起こされます。ドミノ倒しになぞらえて「メタボリックドミノ」と呼ばれます。肥満を抑えることで、認知症だけでなく様々な疾患の予防になるのです。

少しふっくらしている程度なら問題ありませんが、ひざや足腰を痛めるほどに体重があれば大問題です。ひざの軟骨がすり減り、歩くたびに痛みが生じるようになるかもしれません。ひざや足腰を痛めると、外出が億劫《おっくう》になり、認知機能にも影響があるでしょう。ここでは認知症が肥満を招く可能性があることを覚えておいてください。

肥満は様々な疾患のリスクを高める

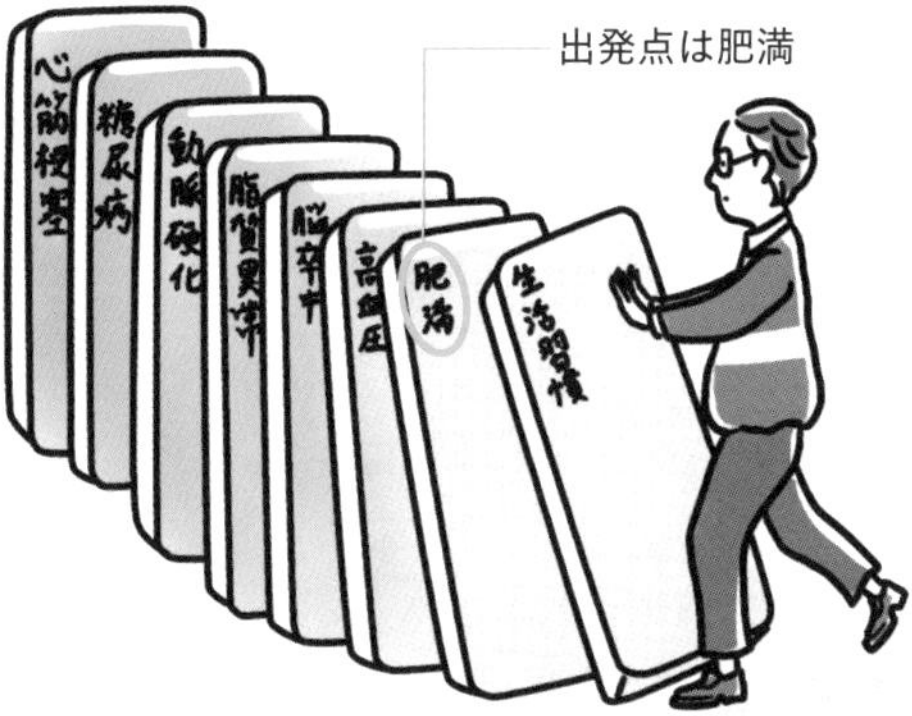

肥満	→	高血圧、 高血糖、 脂質異常	→	心筋梗塞、 腎臓病など 臓器疾患	→	心不全、 脳卒中、 認知症など

メタボリックシンドロームでは、生活習慣の乱れが肥満を招き、ドミノ倒しのように、連鎖的に様々な状態を引き起こします。最終的には認知症だけでなく、様々な疾患を引き起こします。
そうならないように、食習慣や運動不足を改善し、ドミノの入り口である肥満を抑えるようにしましょう。

Point

◎肥満は認知症だけでなく様々な疾患の原因になります。

70歳過ぎたら「ちょい太」がいい

肥満を防ぎ、生活習慣病や認知症のリスクを下げるためには、食事は「腹7分目」がおすすめです。マサチューセッツ工科大学のアカゲザルを用いた研究によれば、腹7分目に食事を抑えた場合に、長寿に関わる遺伝子が最も活発になったそうです。食事を腹7分目に抑えて「ちょい痩せ」を目指しましょう。また、有酸素運動など、適度な運動を行えば、肥満解消だけでなく、心肺機能を鍛えられて脳の刺激にもなります。

ただし、**腹7分目は70歳で卒業**です。高齢になると、食欲が落ちてきます。油モノなどにも手が伸びなくなるでしょう。このとき心配なのが栄養不足です。栄養不足で体力が落ちると足腰まで弱ってしまいます。足腰は健康の基本です。足腰が弱ると、脳の老化も早まってしまいます。**70歳を過ぎれば、目指すのは「ちょい太」**です。病気などで食事制限をしている人以外は、しっかり食事をとれているかを意識しましょう。あっさりした野菜だけでなく、肉や魚などのタンパク質もしっかりとりましょう。

70歳までと、70歳からの食事

70歳までは
「ちょい痩せ」

70歳を過ぎたら
「ちょい太」

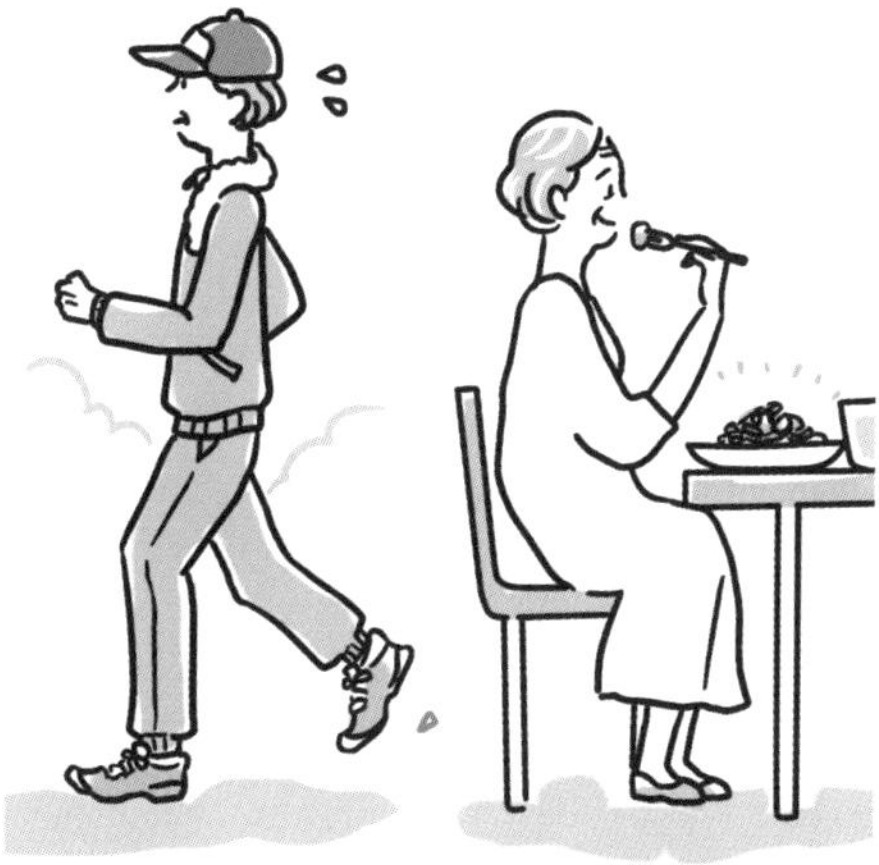

70歳までは、食事は「腹７分目」に抑え、「ちょい痩せ」を目指しましょう。有酸素運動など、適度な運動を行い、心肺機能を維持しましょう。一方、高齢になると食欲が落ちてきます。この時に心配なのは、栄養不足。70歳を過ぎたら「ちょい太」を目指すとよいでしょう。栄養不足により活動量が減ると、足腰まで弱ってきます。

Point

◎肥満防止に取り組むのは70歳まで。

◎70歳を過ぎたらしっかり栄養をとり、「ちょい太」を目指しましょう。

納豆は毎日食べてもよい

納豆といえば、健康に良いイメージがありますね。納豆に含まれる酵素「ナットウキナーゼ」には、血栓を溶解し、血液をサラサラにする効果があると言われています。もちろん、納豆の健康への効果はこれだけではありません。**納豆にはビタミンK_2が多く含まれています。ビタミンK_2にはカルシウムを骨にする作用がある**のです。カナダで行われた研究によれば納豆には、ビタミンK_2が多いとされるフォアグラの2倍以上も多く含まれています（左頁図）。

骨の健康は、脳の健康にも直結します。納豆が手軽に手に入る日本は、骨の健康にとても有利な国です。ビタミンK_2は、体の中で蓄えておくことができないので、毎日、1パック食べるようにするとよいでしょう。

ただし、治療でワルファリンを服用している方は納豆を避ける必要があります。納豆に含まれるビタミンK_2が、ワルファリンの作用が減弱してしまうからです。主治医や薬剤師に相談するようにしてください。

ビタミンK2含有量ベスト5

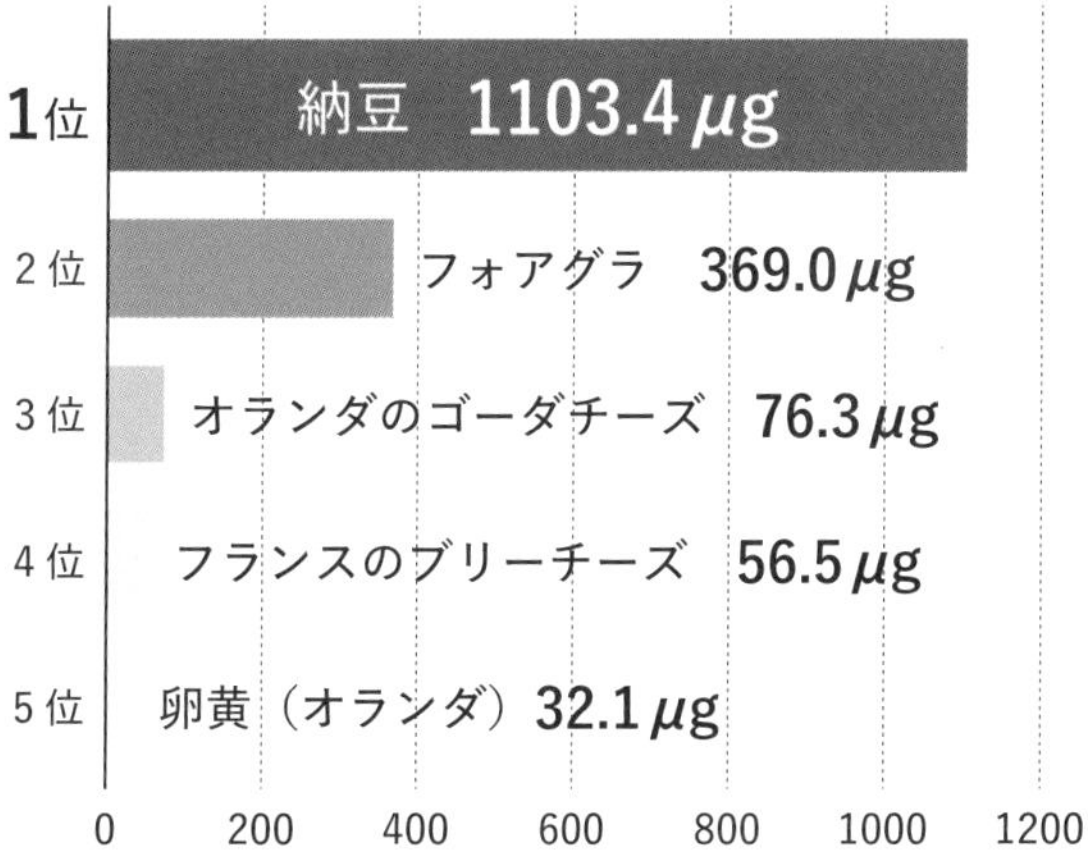

（食品 100mL または 100g 中）

ビタミンK_2は、カルシウムを骨にするのに必要なビタミンです。ビタミンK_2が最も豊富に含まれているのが、納豆です。

Point

◎カルシウムを骨にするのにビタミンK_2が必要です。

◎納豆はビタミンK_2を多く含有しています。

納豆だけじゃない！老化を防ぐネバネバメニュー

冒険家・三浦雄一郎さんの父、三浦敬三さんは99歳でモンブラン大滑降という偉業を達成しました。**長寿の秘訣は毎朝欠かさず食べていた「ネバネバ食品」にあります。**

納豆、オクラ、長芋のネバネバ成分はムチンと呼ばれる多糖類です。ムチンは糖質と結びつき、糖質の吸収を遅らせます。これにより、血糖値の急上昇・急降下を緩やかにして、体の血糖値コントロールの負担を減らします。納豆、長芋のネバネバにはタンパク質分解酵素が豊富で、肉や魚などのタンパク質の消化吸収を助けてくれます。「ネバネバ食品＝スタミナ食」と言われるゆえんです。昆布やわかめ、メカブなどの海藻類、ナメコなどのキノコ類のネバネバは、水溶性の食物繊維が豊富です。便秘を解消し、腸内環境を整え、高血圧や高血糖の予防にも効果があると言われています。

世界中を見てもネバネバ食品を食べる習慣のある国は限られているようです。**健康のため毎日の食事にネバネバ食品をとり入れましょう。**

ネバネバメニューは長寿の秘訣？

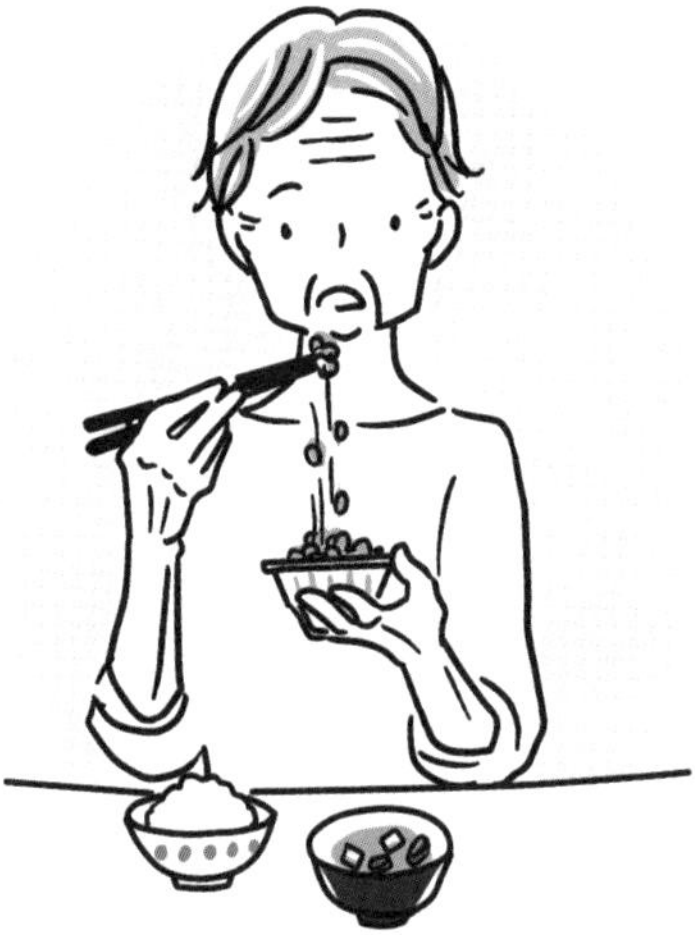

ネバネバには「ムチン」と呼ばれる多糖類が含まれ血糖値の急上昇・急降下を抑えます。ほかには、タンパク質の分解・吸収を助けたり、便秘解消・腸内環境を整えたりする作用もあります。

Point

◎ネバネバメニューは、日本などの一部の地域でしか食べられていない、健康食です。

◎健康のため毎日の食事にネバネバ食品をとり入れましょう。

ビタミンB_6、B_{12}や葉酸を毎日とろう

ビタミンB_6、B_{12}、葉酸の摂取が不足すると、悪玉アミノ酸ともいわれる「ホモシステイン値」が高くなり、脳や血管にダメージを与えると考えられています。私はホモシステインが動脈硬化を引き起こす要因だと考えています。実際、ホモシステイン値が高い状態が続くとアルツハイマー病になりやすいとする研究報告もあります。

ビタミンB_1、B_2、B_6、B_{12}、ナイアシン、パントテン酸、葉酸、ビオチンなどをまとめてビタミンB群といいます。**脳に必要なのはB_6、B_{12}、葉酸ですが、互いに助け合って機能するためビタミンB群をバランスよく摂取することが理想**です。

ビタミンB群は、体に貯めておくことはできないため、毎日、とることがおすすめです。

ビタミンB群が手軽にとれるのは豚肉です。しかし、毎日豚肉ばかり食べるわけにもいかないでしょう。そこで、脳に特に必要なビタミンB_6、B_{12}、葉酸を多く含む食事を左表に示しました。

ビタミンB_6、B_{12}、葉酸を多く含む食事

ビタミンB_6	かつお、レバー（牛、鶏、豚）、鮭、さば、鶏ささみ、さんま、バナナ 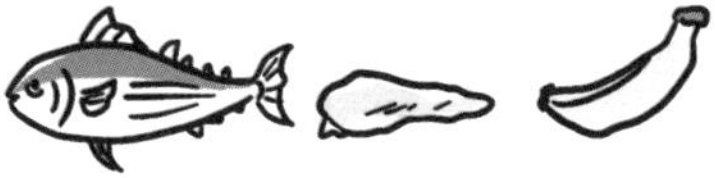
ビタミンB_{12}	牡蠣、いわし、さんま、すじこ、あさり、さば、しじみ、レバー、にしん 
葉酸	レバー（牛、鶏、豚）、ほうれん草、ほたて、モロヘイヤ、アスパラガス、菜の花、とうもろこし、いちご、枝豆、春菊 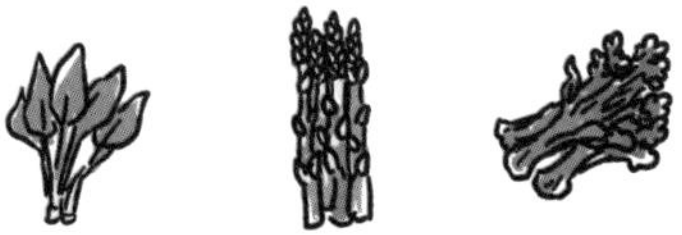

Point

◎脳の炎症や脳の栄養不足を防ぐには、ビタミンB_6・B_{12}、葉酸が必要です。

◎どれか一つでも不足すると、脳と血管にダメージを与えます。

記憶力の低下を防ぐ？ 赤ワイン

「百薬の長」といも言われるお酒。飲みすぎは健康によくないことは周知の事実でしょう。実は脳にも悪影響があります。日本酒を毎日2合以上飲む人は2合未満の人と比べて脳萎縮が進行することを千葉大学の研究チームが報告しています。お酒の飲みすぎは動脈硬化、脳血管障害、栄養障害、認知障害を起こす可能性があります。

適量を飲むなら赤ワインが断然おすすめです。**赤ワインに含まれるレスベラトロールというポリフェノールには、高い抗酸化・抗炎症作用があります。**また、老化のスピードをコントロールする遺伝子（長寿遺伝子）を活性化すると期待されています。動物実験ですが、ポリフェノールによって記憶力低下を予防することを示した研究結果もあります。赤ワインの名産地であるフランス・ボルドーでは、アルツハイマー型認知症を発症する人が少ないようです。

赤ワインは他のお酒と比べて低糖質です。高血糖を予防するためには、糖質の面からも赤ワインがおすすめです。

お酒を飲むなら赤ワイン

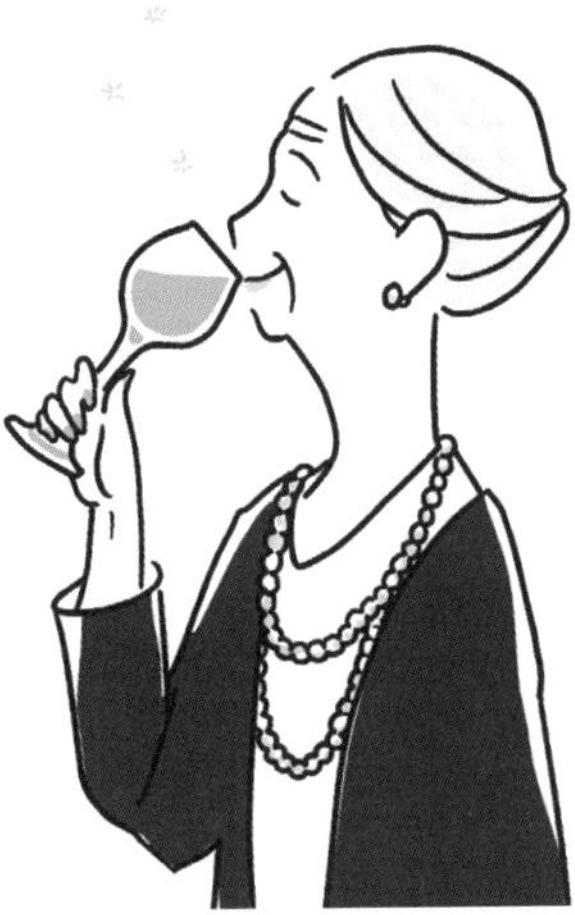

赤ワインには、レスベラトロールというポリフェノールが含まれ、抗酸化・抗炎症作用があります。動物実験で、記憶力低下を予防する効果も確認されています。

Point

◎赤ワインに含まれるレスベラトロールには抗酸化・抗炎症作用があります。

◎動物実験で、記憶力低下を予防する効果が確認されています。

過度な飲酒は脳細胞を破壊する

「過度なアルコール消費」は前述した認知症の危険因子の一つでもあります（29頁参照）。ここでは、過度なアルコール摂取の危険性について、もう少し掘り下げてお話しします。

お酒を飲みすぎて「どうやって帰ったか覚えていない」「昨夜は誰がお金を払ってくれたのだろう」と記憶をなくした経験があるかもしれません。このような場合は、脳細胞が破壊されています。アルコール依存症の患者では、脳の前頭葉の機能が障害されていることが知られています。やはりお酒は控えめにする必要がありますね。

それでは、どの程度の量を一日の目安にすればいいでしょうか。海外の研究によれば、**1日に許容可能なアルコールは「21ユニット未満」**と報告されています。1ユニットは20g。ビールならおよそ中瓶21本までです。ただし、このデータは海外のもので、体が大きく、お酒をよく飲む人が多く含まれています。日本人やお酒に弱い方は、この目安で飲まないほうがよいでしょう。

お酒の1ユニット

酒量
1日の目安

ビール ＊アルコール度数5度の場合	中瓶1本	500ml
日本酒 ＊アルコール度数15度の場合	1合	180ml
焼酎 ＊アルコール度数25度の場合	0.6合	約110ml
ウィスキー ＊アルコール度数43度の場合	ダブル1杯	60ml
ワイン ＊アルコール度数14度の場合	1/4本	約180ml
缶チューハイ ＊アルコール度数5度の場合	ロング缶1缶	500ml

（純アルコールにして20g）

1ユニットは20gです。1日に許容できるアルコールは21ユニット未満とする研究報告があります。

Point

◎過度な飲酒は脳細胞を破壊します。

◎1日に許容できるアルコール量の目安は21ユニット未満です。

ときには食べたいものを食べる

これまで、食べるべき食事、避けるべき食事を説明してきました。患者さんから「本当にこのような食事を続けているのですか」と尋ねられることがありますが、実際にこの食事スタイルを続けています。空腹を感じず仕事もはかどっているのです。

ただ、ときに無性に「○○が食べたい」と感じるときがあります。そのような場合は、体の声に素直に従って、食べたいものを食べるようにしています。

私は老人ホームを運営しています。ある利用者が、いつもの元気がなく、食事を食べられなくなりました。日常食を受け付けないようでした。そこで「何が食べたい？」と尋ねると「うなぎを食べたい」と回答が。希望通りにうなぎを用意したところ、食欲が出てきたのです。食べたいと感じる理由は、ただ単に食欲のある・なしだけではありません。「実際に体がこれを必要としている」というサインだと思うのです。**ときには、食べたいものを好きに食べることも体にとっては必要**なのです。

体の要求に素直になる

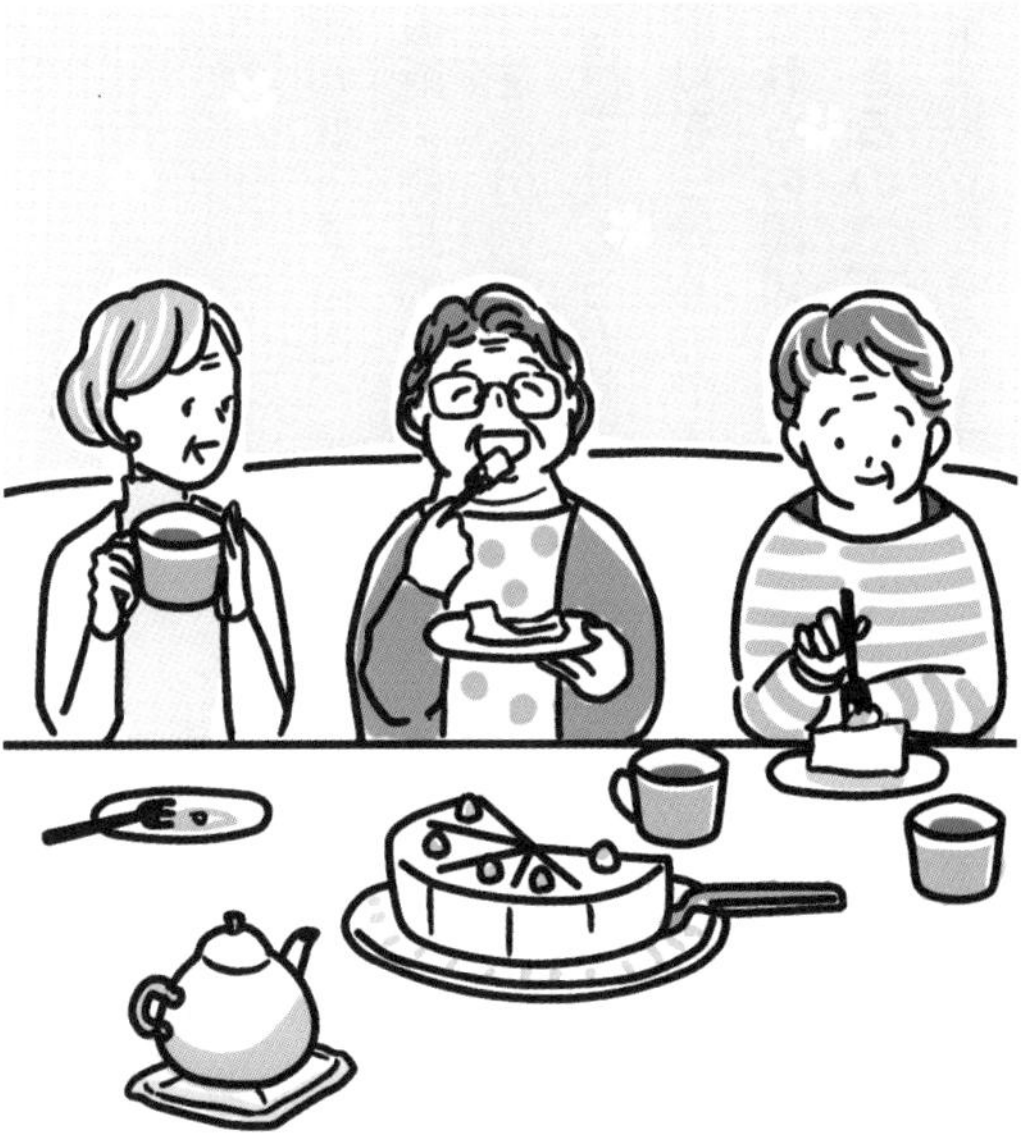

心から食べたいと感じるものは、「体がそれを必要としている」というサインかもしれません。

Point

◎ときには、体の声に素直に従うことも大切です。

料理で脳トレ

認知機能が低下すると、短期記憶のほか、注意分割機能、計画力などの機能が特に低下します。注意分割機能とは複数のものごとを同時進行で進める力、計画力とは文字どおり段取りをつける力です。実は**料理によって、これらの認知機能を効率よく鍛えることができる**のです。

料理はまず献立を考えます。冷蔵庫の中身と照らして、必要なら買い出しにも。熱いもの、冷たいものを、食事の時間に合わせて準備しなくてはなりません。そのためには、どういう手順で料理を進めていけばいいのか、まさに計画力が必要となるわけです。そして、いざ料理となれば、野菜を洗ったり、材料を切りながらお湯を沸かしたり、出汁をとりながら盛り付けたりと、様々な作業を同時進行でこなします。

料理に自信がない方も大丈夫。新しいことにチャレンジすれば脳は刺激されるので、簡単な料理から始めればいいのです。「食べたいものを考える」「買い物に行く」だけでも十分に脳は活性化します。

毎日料理をして脳トレ

何段階もの工程が必要な料理は、強力な「脳トレ」になります。料理をすることで、脳の認知機能のうち、注意分割機能や計画力を効果的に鍛えられます。

Point

◎料理で、脳の認知機能を鍛えられます。

◎「食べたいものを考える」「買い物に行く」だけでも十分に脳は活性化します。

脳にいい料理①

圧力鍋で作る丸鶏炊き

ここからは実際に「脳にいい料理」を紹介していきます。

年をとると、**歯が悪くなって固い食事をつい避けてしまいがち。そんな方におすすめしたいのが「丸鶏炊き」**です。スキーヤーの三浦敬三さんは入れ歯でしたが、100歳の時に丸鶏炊きを食べていました。作り方は簡単です。鶏を丸ごと圧力なべに入れて、骨が柔らかくなるまで炊き込みます。

骨までバリバリとかみ砕いて食べることができ、カルシウムをしっかりとることができます。また、よく噛むことで脳への血流を促します。骨からとった出汁をボーンブロスといいます。ボーンブロスはコラーゲン、アミノ酸、ミネラル、ビタミン類が豊富に含まれ、滋養強壮にもなります。また、傷ついた腸の粘膜を補修する効果も期待できます。

柔らかいものばかり食べていると咀嚼力が落ちてきます。前述しましたが噛むことは脳にとってとても重要なのです（82頁参照）。噛むことをおろそかにしないことが大切です。

圧力鍋で作る丸鶏炊きレシピ

三浦敬三さんが
愛した健康食
「丸鶏炊き」

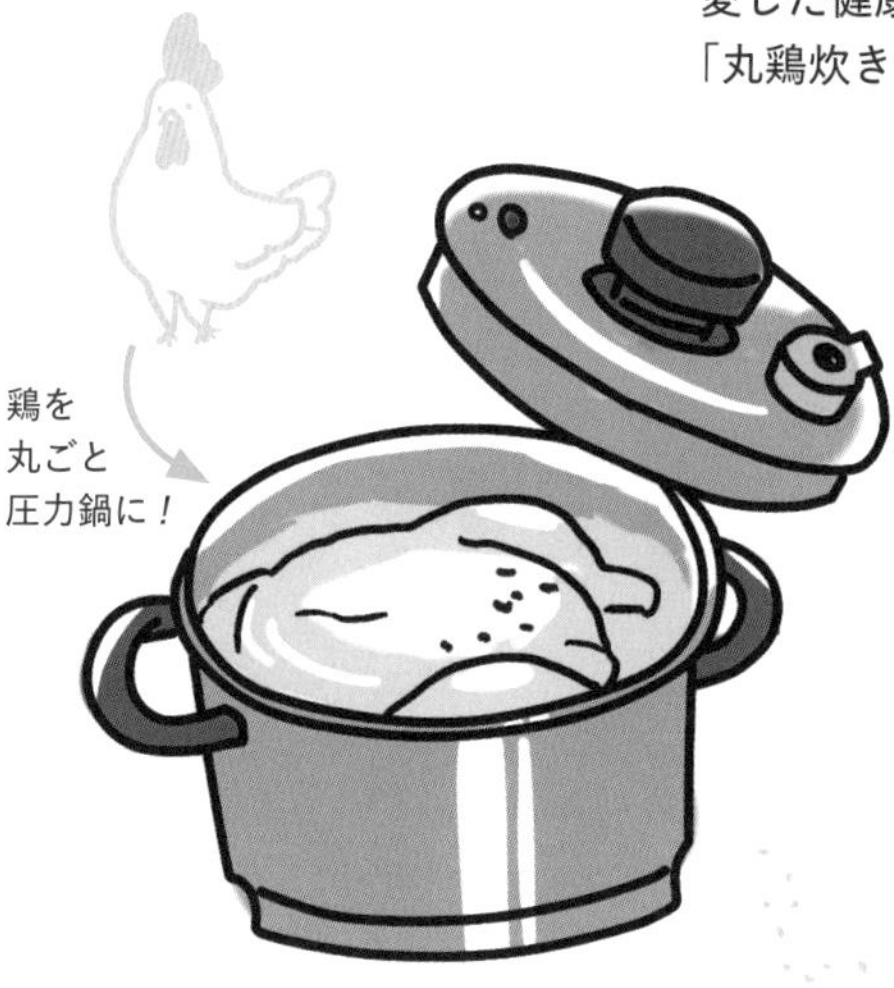

作り方

圧力鍋に丸ごとの鶏、水、自然塩を入れて炊きます。
骨がかみ砕けるほどに柔らかくなったら完成です。

Point

◎スキーヤー・三浦敬三さんの長寿食です。

◎肉、皮、軟骨、骨、スープ、全てを食べることができます。

脳にいい料理②

酢卵の長寿ドリンク

こちらも三浦敬三さん直伝の料理。敬三さんは、晩年に登山をしており、**足腰を維持するためにカルシウムを積極的に摂取**していました。実際に作っているところを見せていただいたのが、この「**酢卵の長寿ドリンク**」です。

新鮮な生卵を殻のまま酢に5日ほど浸すと、殻に含まれるカルシウム成分が溶け出し、殻が柔らかくなります。殻を取り除けば、あとは混ぜるだけで完成です。

敬三さんがテレビ番組「徹子の部屋」で紹介したことをきっかけに、芸能界でも一時期話題になりました。やや癖がある味のため、お好みで牛乳、ヨーグルト、きな粉、黒ごま、蜂蜜などトッピングするとよいと思います。

注意点として、卵は新鮮なものを使用し、酢につける前によく水洗いします。殻にサルモネラ菌が付着している可能性があるためです。洗浄の際は、殻の気孔から洗剤成分が入る可能性があるため、洗剤を使わないようにしましょう。

酢卵の長寿ドリンクレシピ

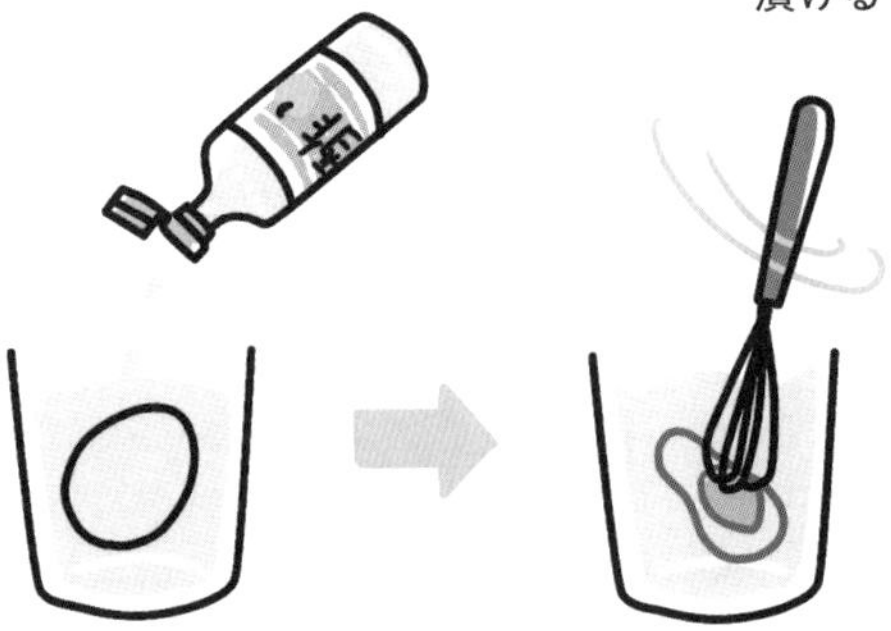
卵を殻ごと
リンゴ酢に
漬ける
常温で5日間
保存！
混ぜたら
完成！

作り方

生卵をコップにいれて、卵が浸る程度にリンゴ酢を注ぎます。ラップをして常温で5日間保存します。柔らかくなった殻を取り除いて、酢と生卵を混ぜたら完成です。お好みで牛乳、ヨーグルト、きな粉、黒ごま、蜂蜜などを加えてもよいでしょう。

Point

◎カルシウムを積極的に取りたい方におすすめの長寿ドリンクです。

脳にいい料理③

いわしとレモンのマリネ

ヘンドリック・ヴァン・アンデル・シッパーさんはオランダ歴代最長寿の女性です。2005年に115歳でなくなりました。

シッパーさんが日課のように食べていたのが「にしんと生のオレンジ」だそうです。

生魚にはEPA（エイコサペンタエン酸）という油が含まれています。EPAは、**記憶力の維持、血栓予防、抗炎症作用、免疫調節作用など、様々な働きが期待できます。**

日本では、にしんの代わりに「いわし」や「あじ」などを用いてもいいでしょう。そこで、日本風にアレンジした料理「いわしとレモンのマリネ」を紹介します。レモンには解毒作用もあります。

作り方はとても簡単。刺身用のいわしを用意します。国産レモンの輪切りを塩、ワインビネガー、レモン汁、エクストラバージンオリーブオイルでマリネし、玉ねぎの粗みじん切りを添えれば完成です。いわしは、刺身用のあじなどの青魚で代用することも可能です。

いわしとレモンのマリネレシピ

生魚に含まれる
EPAが記憶力を
維持

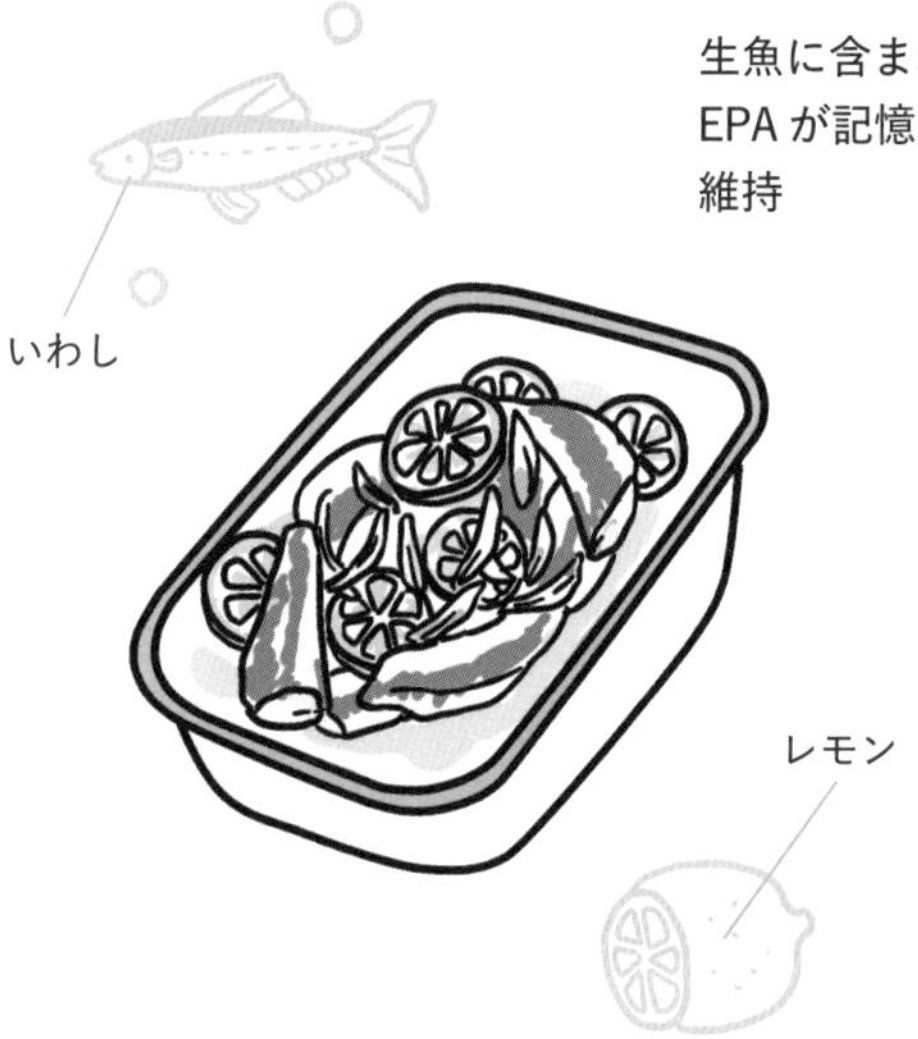

作り方

刺身用のいわし（あじなどの青魚でも代用可）と国産レモンの輪切りを塩、ワインビネガー、レモン汁、エクストラバージンオリーブオイルでマリネし、玉ねぎの粗みじん切りを添えます。

Point

◎生魚に含まれるEPAには、記憶力の維持、血栓予防や抗炎症作用、免疫調整作用などがあります。

脳にいい料理④

玉ねぎすき焼き

テノール歌手の中川牧三さんは105歳まで生きた長寿の音楽家です。中川さんは101歳の時にフルオーケストラを指揮されたそうで、晩年まで脳・体ともに絶好調でした。そんな中川さんが食べていたのが、玉ねぎと牛肉だけのすき焼きです。

栄養学的にはいろいろなものを食べたほうがいいかもしれませんが、長寿の方に肉が好きな方が多いのも事実。105歳まで現役で医師を続けた日野原重明先生も肉好きで有名です。**肉はしっかり噛まないと飲み込めませんね。肉を食べると自然と噛む回数が増える**のでしょう。噛むことで、脳の血流が増えることがわかっています。日ごろ私は「噛むことは脳のジョギング」だと話しています。

玉ねぎの茶色い部分には、ケルセチンと言われるファイトケミカルが多く含まれています。ケルセチンには、抗酸化作用や血圧を下げる働きがあります。調理の際に、玉ねぎの皮を粉末状にしたケルセチンパウダーを加えると尚よいでしょう。

玉ねぎすき焼きレシピ

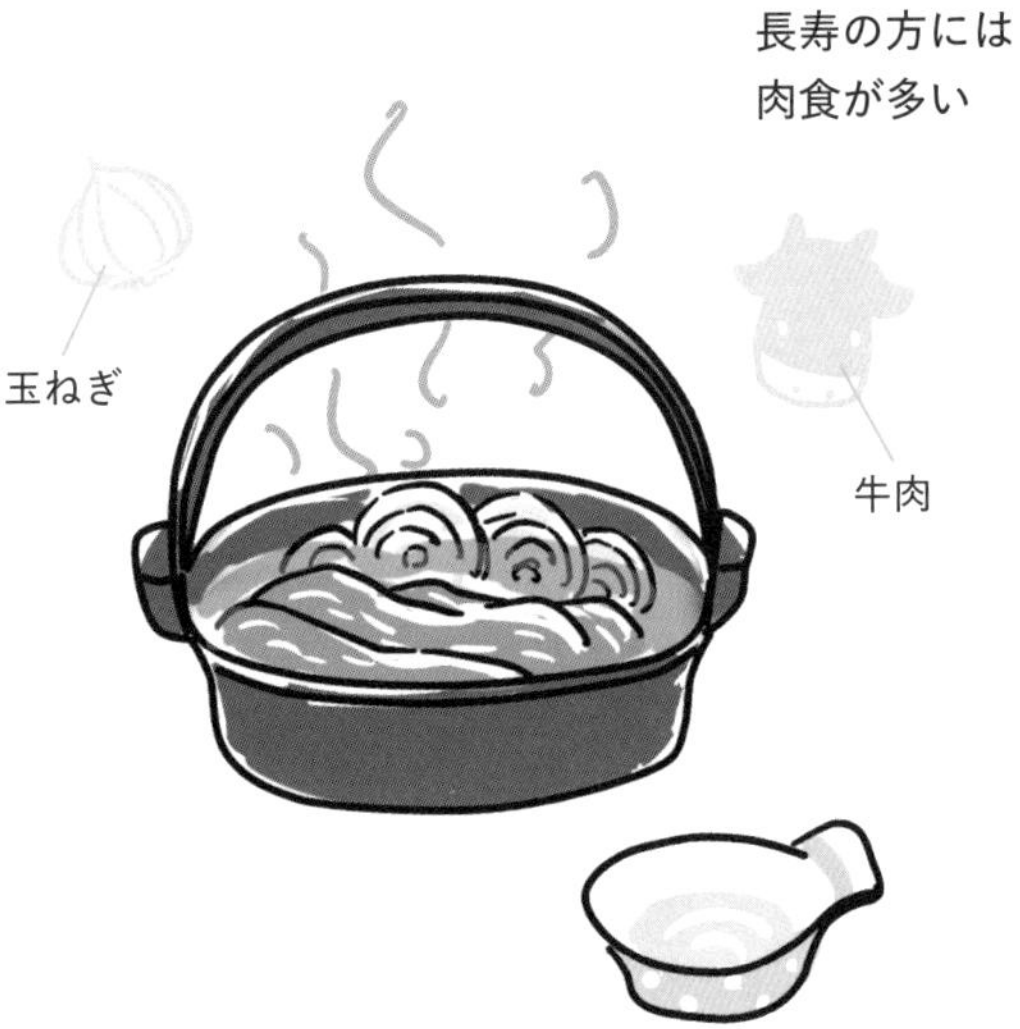

作り方

すき焼き鍋に、牛肉と玉ねぎを入れて焼きます。しょうゆ、日本酒、甘酒を入れて煮ます。あれば、ケルセチンパウダー（玉ねぎの皮の粉末）を加えます。溶き卵を絡めて食べましょう。

Point

◎長寿の方には、お肉が好きな方が多いです。

◎噛むことは脳の活性化につながります。

脳にいい料理⑤

発芽玄米・黒豆・雑穀で作る「寝かせ玄米」

脳のエネルギー源は糖質（あるいはケトン体）です。しかし、たとえ糖質を全くとらなくても、脳が必要とする糖質の40％を糖質以外の栄養素で賄えています。タンパク質やアミノ酸などから糖を作る糖新生という仕組みが体には備わっているからです。

糖質をとりすぎると、太るだけでなく、糖尿病につながる可能性があります。白米や麺類、甘いお菓子などを食べ過ぎると血糖値が急上昇し、その後、血糖値を下げるために大量のインスリンが分泌され、血糖値が急激に下がります。こうした急激な血糖値の乱高下はグルコーススパイクと呼ばれ、糖尿病の原因の一つと考えられています。

そこで、白米の代わりに玄米や黒豆、雑穀を用いた「寝かせ玄米」がおすすめです。

玄米に含まれるグルタミン酸はグルタミン酸デカルボキシラーゼによりＧＡＢＡに変化します。ＧＡＢＡは精神を安定させる神経伝達物質であり、血圧降下作用もあります。黒豆には黒色のファイトケミカルが含まれ、抗酸化作用も期待できます。

寝かせ玄米レシピ

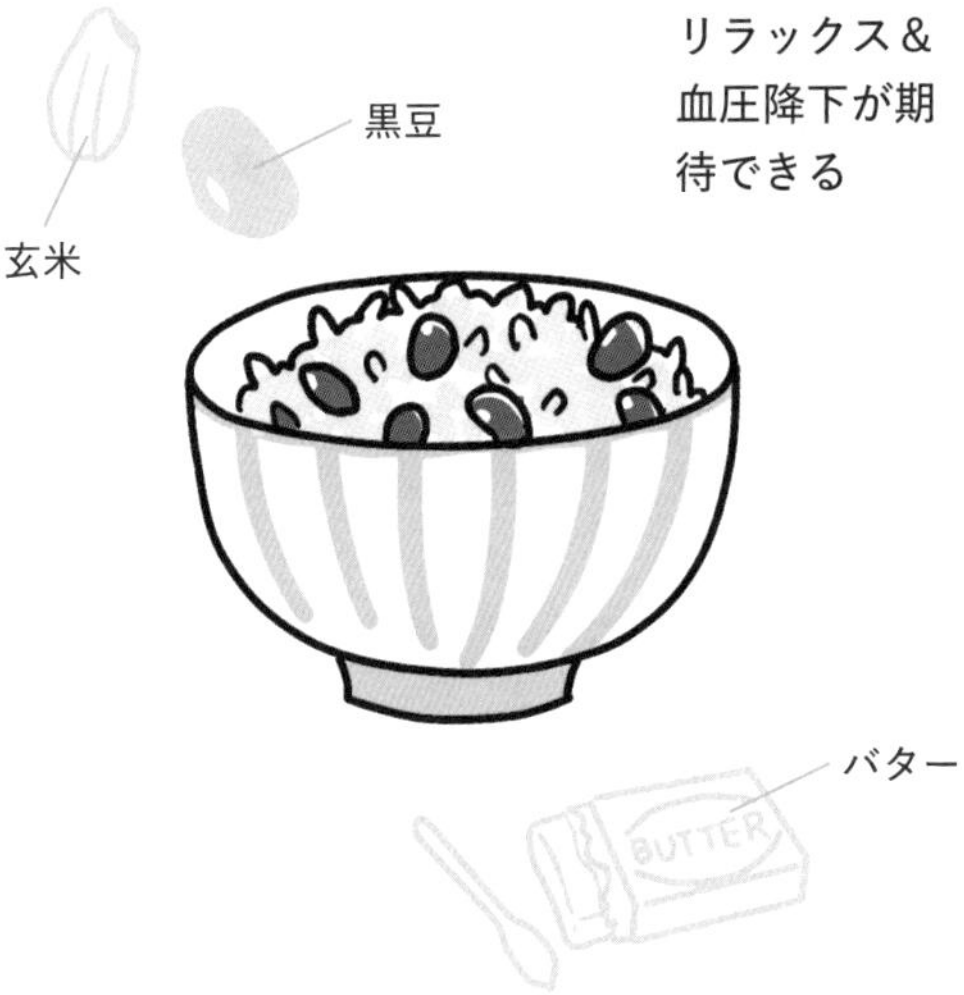
リラックス＆
血圧降下が期
待できる
黒豆
玄米
バター
BUTTER

作り方

玄米４合、黒豆大さじ４、自然塩５グラム、無塩バター３グラムを入れて炊飯器で炊きます。炊き上がったら３日ほど保温し寝かせます。

Point

◎玄米中のグルタミン酸は、酵素の働きで、リラックス効果・血圧低下作用のあるGABAに変わります。

◎黒豆に含まれるファイトケミカルにより、抗酸化作用も期待できます。

脳にいい料理⑥

アボカドサーモンの海苔巻き

日本人はビタミンDが不足しています。

ビタミンDはカルシウムを合成し、骨を強化して骨粗しょう症を予防します。転倒して大腿骨頸部を骨折し認知症になる人が多いと説明しましたね（32頁参照）。さらに、ビタミンDは脳内で神経細胞のつなぎ目のシナプスを強化する重要な役割をしています。ある研究では、認知症の発症リスクが、ビタミンDの血中濃度が30ng／mL未満の人では80％以上、30ng／mL以上の人では20〜30％と報告されています。

大切な働きをするビタミンDですが、紅鮭やサーモンにはビタミンDが多く含まれています。他には、にしん、あんこうの肝、かじき、かわはぎ、いわし、さんま、うなぎなどの魚介類もよいでしょう。

そこで、サーモンを使ったビタミンDを補う料理「アボカドサーモンの海苔巻き」を紹介します。作り方は簡単。サーモンとアボカドを焼き海苔で巻くだけ。脳の栄養としてだけでなく、骨粗しょう症対策にもなるおすすめ料理です。

アボカドサーモンの海苔巻きレシピ

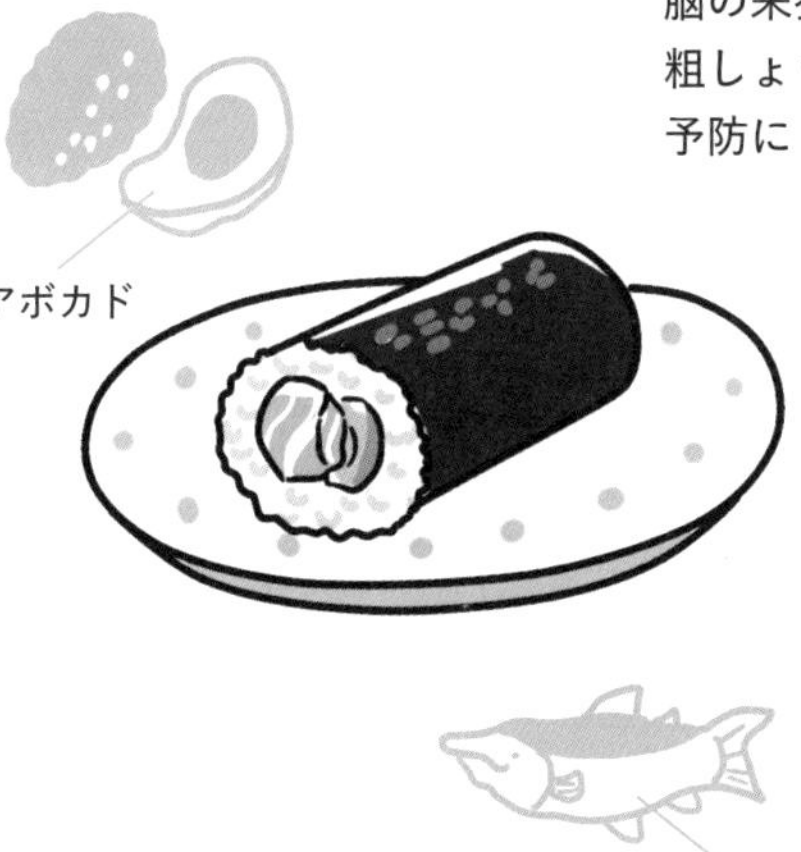
脳の栄養と骨粗しょう症の予防に
アボカド
サーモン

焼き海苔にサーモンとアボカドをのせて、海苔巻きをつくります。

Point

◎サーモンはビタミンDが豊富で、骨粗しょう症予防だけでなく、脳の栄養としても適しています。

脳にいい料理⑦

豚肉とゴーヤのエクストラバージンオリーブオイル炒め

ワシントンD.C.の医師会長がコロナ禍で医療スタッフの感染予防に沖縄料理を奨めていますが、それにヒントに考案した料理が「豚肉とゴーヤのエクストラバージンオリーブオイル炒め」です。豚肉とゴーヤをオリーブオイルで炒めるという簡単料理。

豚肉、ゴーヤ、オリーブオイルのそれぞれが健康によい働きをしてくれます。

豚肉はビタミンB群が手軽にとれる食材です（104頁参照）。ビタミンB群は脳にとって重要な栄養素。さらにゴーヤにはビタミンCが多く含まれています。ビタミンCには解毒作用、免疫力強化、抗酸化作用など様々な作用があります。また、オリーブオイルには悪玉コレステロールを下げる作用があります（93頁参照）。

豆腐を加えるなど、アレンジしてもよいでしょう。豆腐にはタンパク質とイソフラボンが含まれています。パプリカやピーマンを加えるとベータカロテンを摂取できます。ベータカロテンは体内でビタミンAに変換される物質です。

豚肉とゴーヤのエクストラバージンオリーブオイル炒めレシピ

脳の健康と
免疫力アップ！

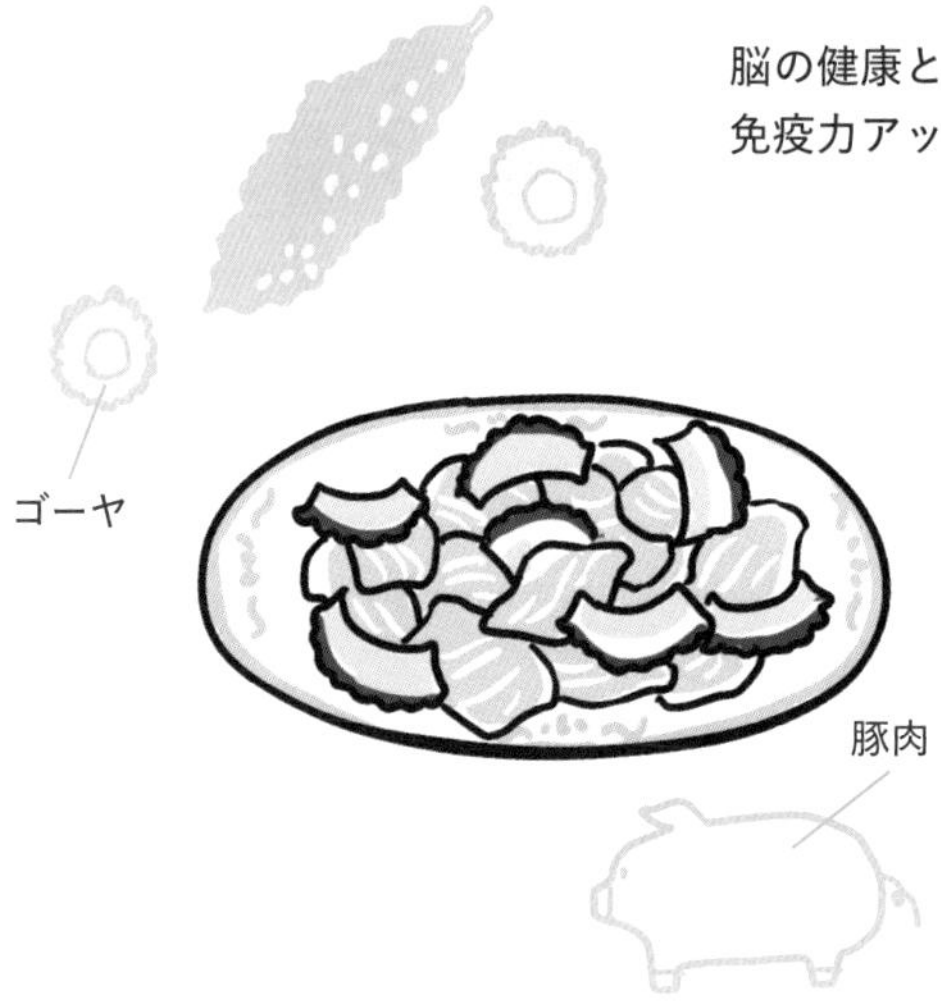

作り方

フライパンにエクストラバージンオリーブオイルを入れます。スライスした豚肉（赤身）と、薄切りゴーヤを炒め、自然塩をふれば出来上がりです。

Point

◎ビタミンB群が豊富な豚肉と、ビタミンCが豊富なゴーヤは脳にとって最高の組み合わせです。

脳にいい料理⑧

納豆キムチ

健康食である納豆の簡単レシピを紹介します。**納豆にはナットウキナーゼとビタミンK_2が多く含まれています。**ナットウキナーゼは血液をさらさらにする成分。そして、ビタミンK_2はカルシウムとともに骨に必要な成分と説明しましたね（100頁参照）。

納豆は年齢や性別に関係なく、皆さんに食べていただきたい食材です。

作り方は簡単です。納豆にキムチをまぜるだけ。私は、付属のタレや醤油を使わずに、キムチで味をつけて食べることが多いです。キムチ味なので海苔で巻いてもいいですし、豆腐に乗せて食べても相性抜群です。白米を食べ過ぎないように注意しましょう。

納豆はいろいろな料理に混ぜておいしくいただけます。ネットで検索すれば、いろいろなアレンジレシピを見ることができます。調べることは脳の活性化にもつながります（66頁参照）。新しい料理に挑戦し、脳を活性化しましょう。

納豆キムチレシピ

骨を丈夫に！

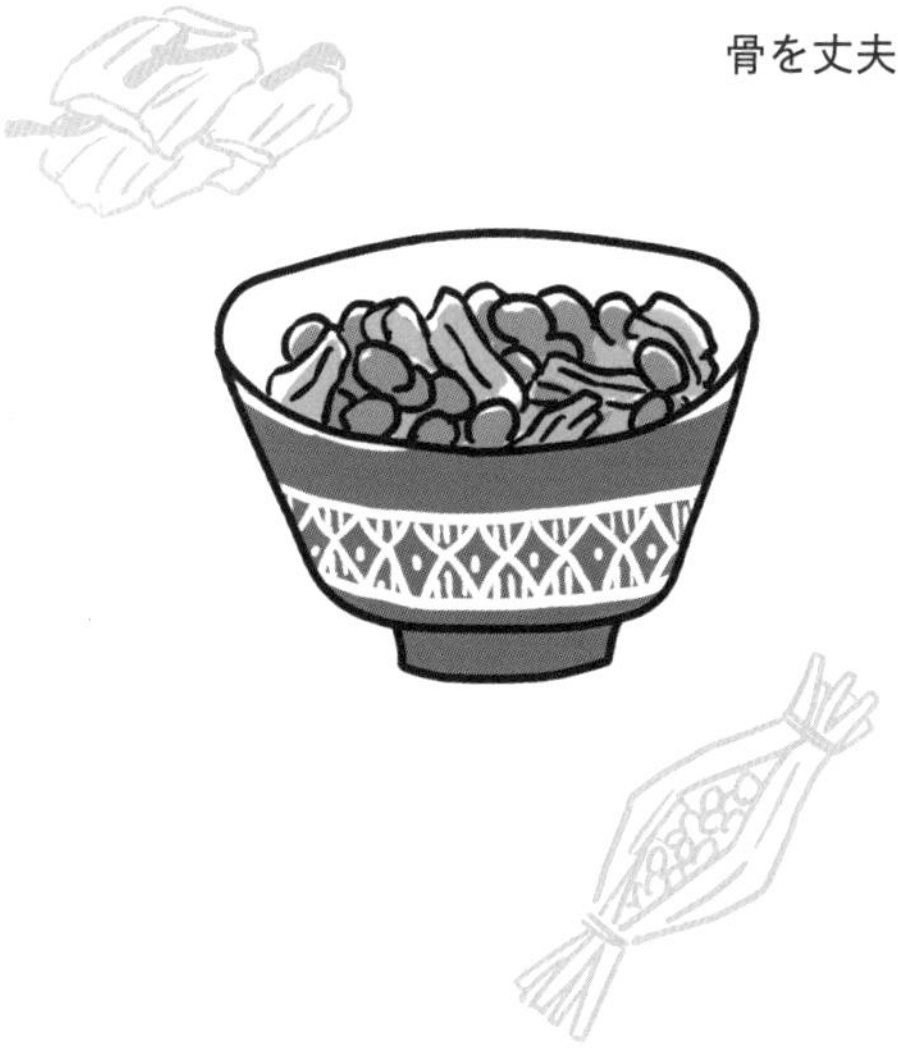

作り方

納豆とキムチを混ぜるだけ。お手軽な一品です。

Point

◎納豆には、ビタミンK_2が豊富に含まれています。

◎ビタミンK_2はカルシウムとともに、骨にとって重要な成分です。

脳にいい料理⑨

シーフードスープカレー

地中海料理については前述しました（94頁参照）。医学会では、**地中海料理は長寿のスタンダード**となっています。地中海料理には、魚介類、野菜、豆（ナッツ）類、穀物、果物や野菜が多く含まれています。**地中海料理のような食事を普段をとっている人はアルツハイマー型認知症の発症リスクが低く、認知症になりにくい**と報告されています。この結果をもとに考案するのが「シーフードスープカレー」です。

魚介類から出る出汁は非常においしいです。皮や骨ごと煮込めばコラーゲンも十分に摂取できます。ターメリックが入ったカレー粉で味付けしましょう。市販の固形のカレールーには小麦粉や油脂が多く含まれていますので、さらさらのパウダー状のカレー粉がおすすめです。

カレーは多めに作って保存しておくとよいかもしれません。パプリカや玉ねぎ、ブロッコリーなどの好みの野菜やキノコ類を加えれば、連日食べても飽きませんね。

シーフードスープカレーレシピ

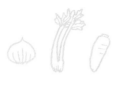

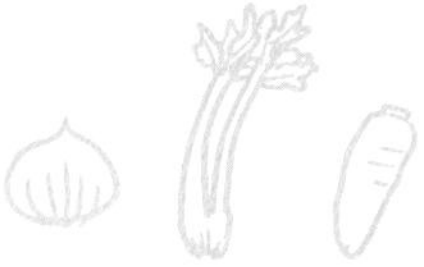

アルツハイマー病
の予防に

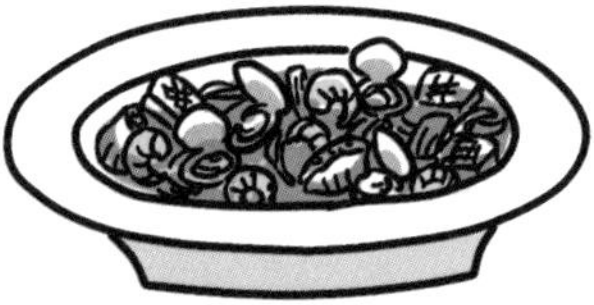

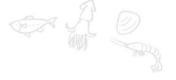

作り方

鍋にエクストラバージンオリーブオイルを入れて、にんにくを炒めます。セロリ、ニンジン、玉ねぎ、カレー粉を入れてさらに炒めた後に、水と白ワインを入れてひと煮立ちさせます。魚のあらや貝などのシーフードを入れて、中火で10〜15分くらい煮込みます。出汁が出たら塩で味を調整すれば完成です。

Point

◎オリーブオイルと魚、野菜をふんだんに使った地中海料理は、アルツハイマー病や生活習慣病になりにくいという研究結果があります。

脳にいい料理⑩

スーパー緑茶

夏目漱石の『草枕』でお茶について書かれているのを思い出し、玉露を淹れて飲んだところ、脳の空間が広がる、覚醒するという体感をしました。抽象的ではありますが、脳によい刺激があるものと思います。

玉露やかぶせ茶などには、テアニンという成分が豊富に含まれています。**テアニンには、脳を保護する作用や短期ストレスを軽減する作用**などが報告されています。一方、ペットボトルの緑茶にはカテキンが含まれています。**カテキンには抗酸化作用や細菌・ウイルスの増殖を抑える作用、虫歯・口臭予防などの作用**があります。カテキンとテアニンの両方を同時にとれればいいのですが、抽出される温度が異なるため（カテキン：90℃、テアニン：70℃）、難しいのです。

そこで考案したのが「スーパー緑茶」です。玉露の茶葉をティーバッグ用の不織布の袋に入れて、緑茶のペットボトルの中に入れるのです。こうすれば、カテキンとテアニンの両方を同時にとれるスーパー緑茶の出来上がりです。

スーパー緑茶レシピ

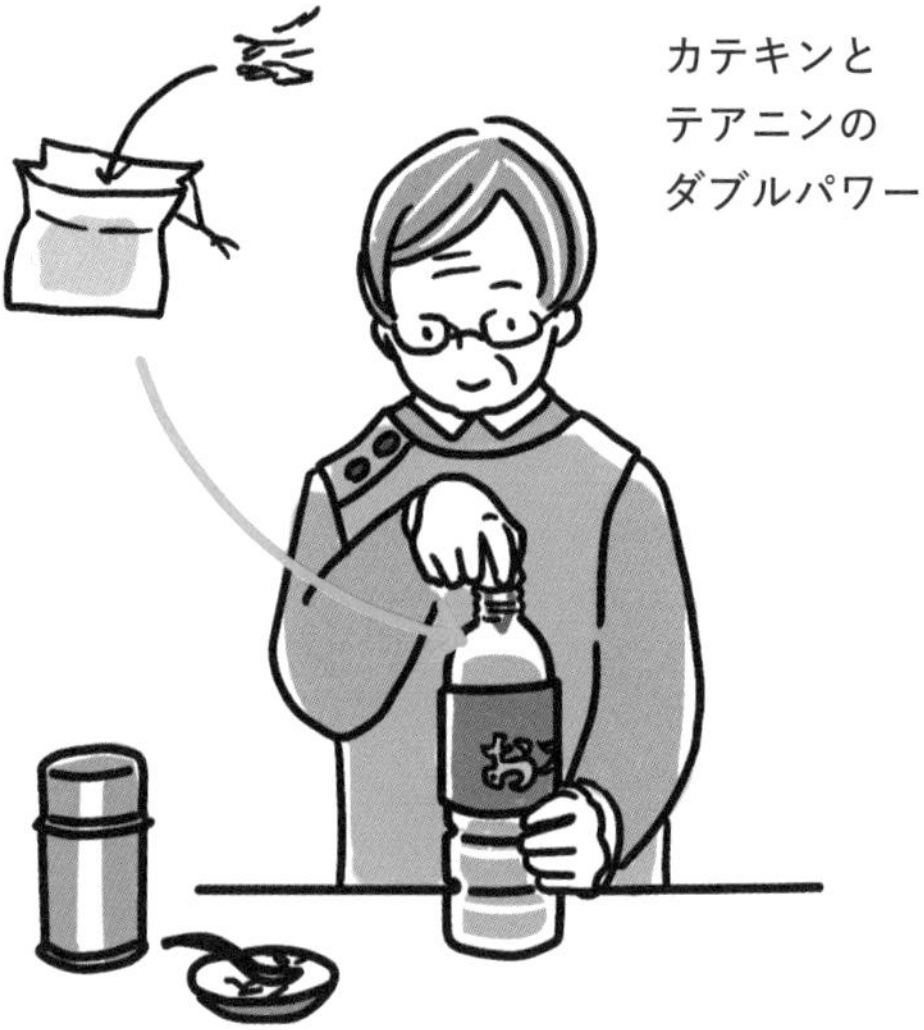

作り方

玉露の茶葉をティーバッグ用の不織布の袋に入れて、緑茶のペットボトルの中に入れましょう。玉露は水出しでも抽出できます。

Point

◎テアニンには、脳を保護する作用や短期ストレスを軽減する作用などがあります。

◎カテキンには、抗酸化作用や細菌・ウイルスの増殖を抑える作用、虫歯・口臭予防などの作用があります。

脳にいい食材①

アブラナ科の野菜

　ここからは、脳にいい食材を取りあげていきます。まずは、アブラナ科の野菜です。アブラナ科の野菜には、水菜、チンゲン菜、小松菜、キャベツ、ブロッコリー、大根、白菜、わさびなどがあります。

　これら**アブラナ科の野菜には、毒を細胞から引きはがして、尿や便、汗などから排出する作用**があります。また、アブラナ科の野菜に含まれるイソチオシアネートという辛味成分は、解毒を担う肝臓の機能を高めるなどの働きのほか、抗がん作用、殺菌作用、動脈硬化予防などの働きがあります。米国国立がん研究所が莫大な予算を投じて作成したデザイナーズフーズ・ピラミッドでは、アブラナ科のキャベツ、ブロッコリーががん予防に役立つ食材として上位に位置しています。大根の場合は、生ですりおろして食べるのが一番効果的です。すりおろして細胞が壊れることでイソチオシアネートができるからです。また、根っこに近い側にイソチオシアネートが多く含まれていることがわかっています。

デザイナーズフーズ・ピラミッド

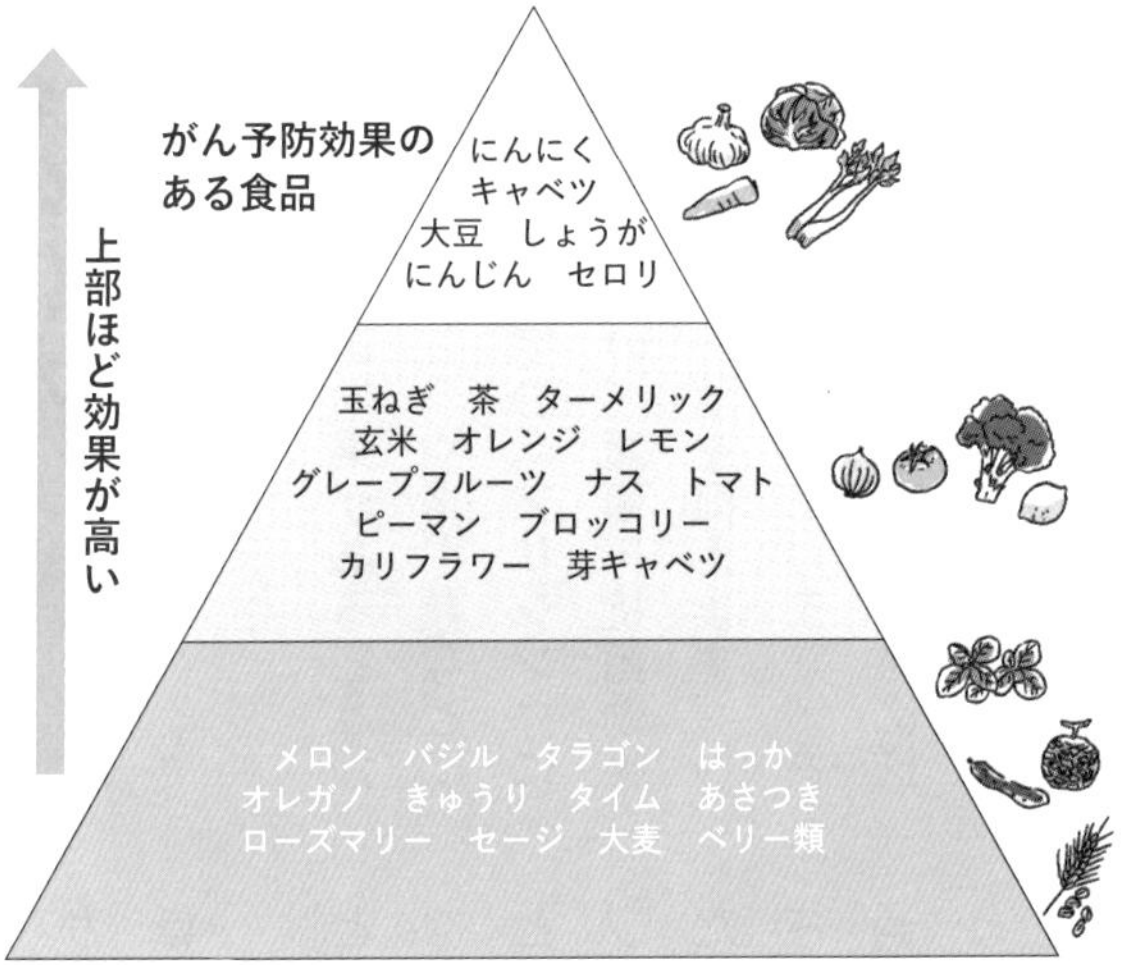

1990年代、米国国立がん研究所ががん予防に効果的な食材を調査し、重要度順にピラミッド型に並べたものがデザイナーズフーズ・ピラミッドです。アブラナ科のキャベツ、ブロッコリーがランクインしています。

Point

◎アブラナ科の野菜に含まれる辛味成分イソチオシアネートには解毒作用があります。

薬味・そのほか

薬味類にも様々な解毒効果があることが知られています。ニンニクやネギ類などにふくまれるイオウ化合物の**「アリシン」には強い臭いがあるものの、殺菌・抗菌効果があり、カビや細菌の増殖を抑えます。**しょうがにも殺菌・抗菌作用があります。さらに血流を促進することで、血を肝臓に送り、解毒を促進すると考えられます。タイ料理に含まれるコリアンダーには、水銀や鉛などの有害な重金属を解毒する作用のほか、サルモネラ菌やカンジダ菌を退治するほどの強力な抗菌作用があります。

　ほかにも解毒作用が確認されている食材としてナッツ類、アボカド、ビーツ、海藻などがあります。これまでに紹介した食材と組み合わせてもよいでしょう。ただし、ブラジルナッツにはセレンが含まれているため注意が必要です。体によい成分がたくさん含まれていますが、なかでもセレンは過剰に摂取すると神経系の異常を生じることがあります。1日1～2粒程度にとどめておくのがよいでしょう。

薬味類

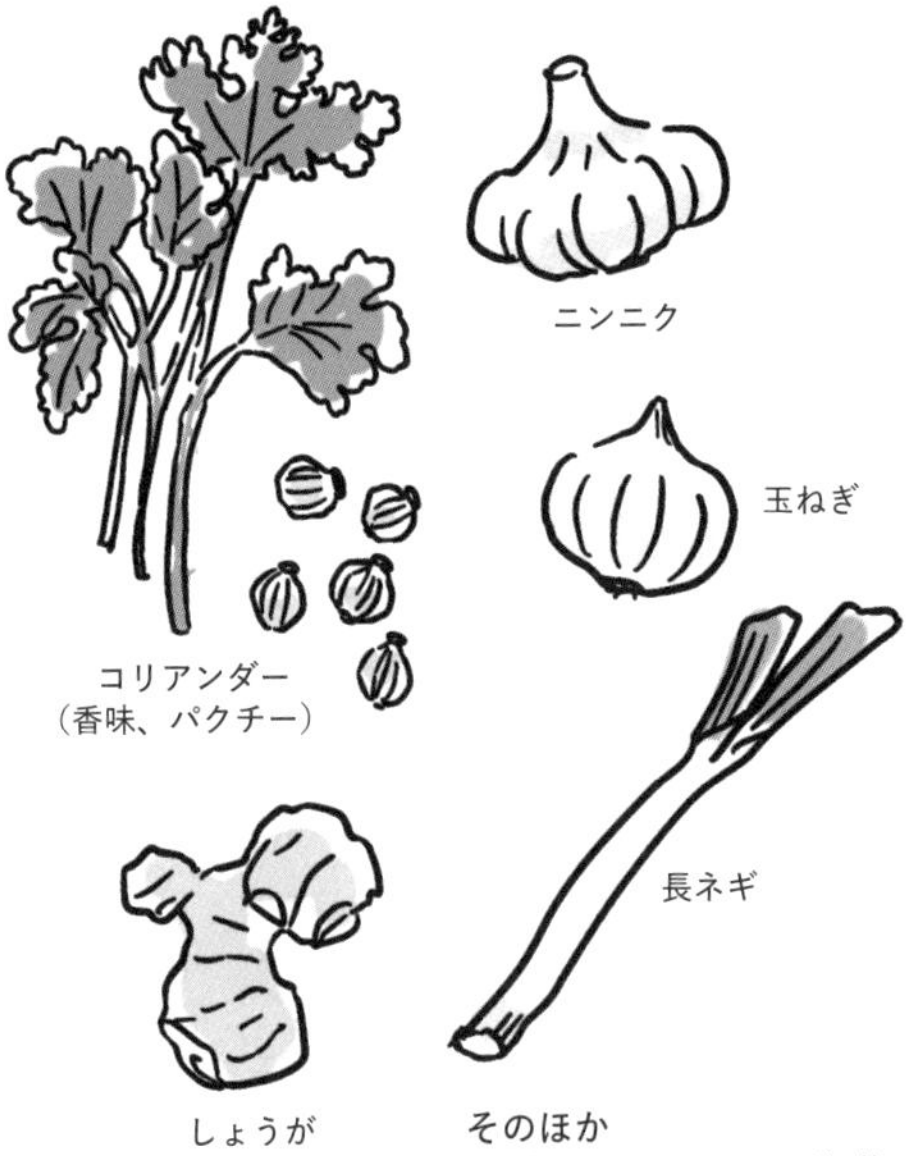

そのほか
アボカド、ビーツ、海藻、グレープフルーツ、レモン、パプリカ、ブラジルナッツ、エクストラバージンオリーブオイル

薬味として親しまれている野菜にも、解毒作用があることが知られています。また、ほかにも解毒作用が確認されているナッツ類、野菜があります。

Point

◎薬味に含まれるアリシンには、殺菌・抗菌作用があります。

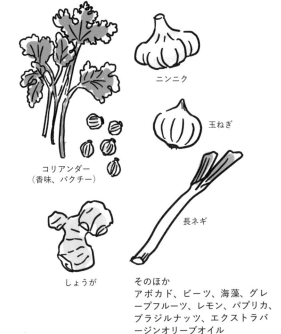

脳にいい食材③

整腸作用のある食材

体内に溜まった毒素は便などから排出されます。便秘には特に注意が必要です。**腸に便が長く滞留すると免疫力が低下し、発がん物質を発生する**からです。便秘が慢性化した状態は、大腸がん、乳がん、子宮体がんなどの発症リスクを高めます。また、便秘により有毒なアンモニア、硫化水素などが発生します。

便秘解消には、朝に一杯の冷たい水、そして、食物繊維を十分にとりましょう。夜に多めにとることで、翌朝のお通じが改善します。胃で膨張して満腹感を感じれば肥満防止にもなります。食物繊維は野菜、キノコ類、豆類、玄米などに多く含まれています。

しかし、「とればとるほど健康によい」というわけではありません。過剰な食物繊維は下痢の原因になり、必要なミネラル（カルシウムや鉄、亜鉛など）を排出してしまいます。また、腸の不調から吸収障害となり、ビタミンBが不足することもあります。**食物繊維は適量を摂取しましょう。**

整腸作用のある食材

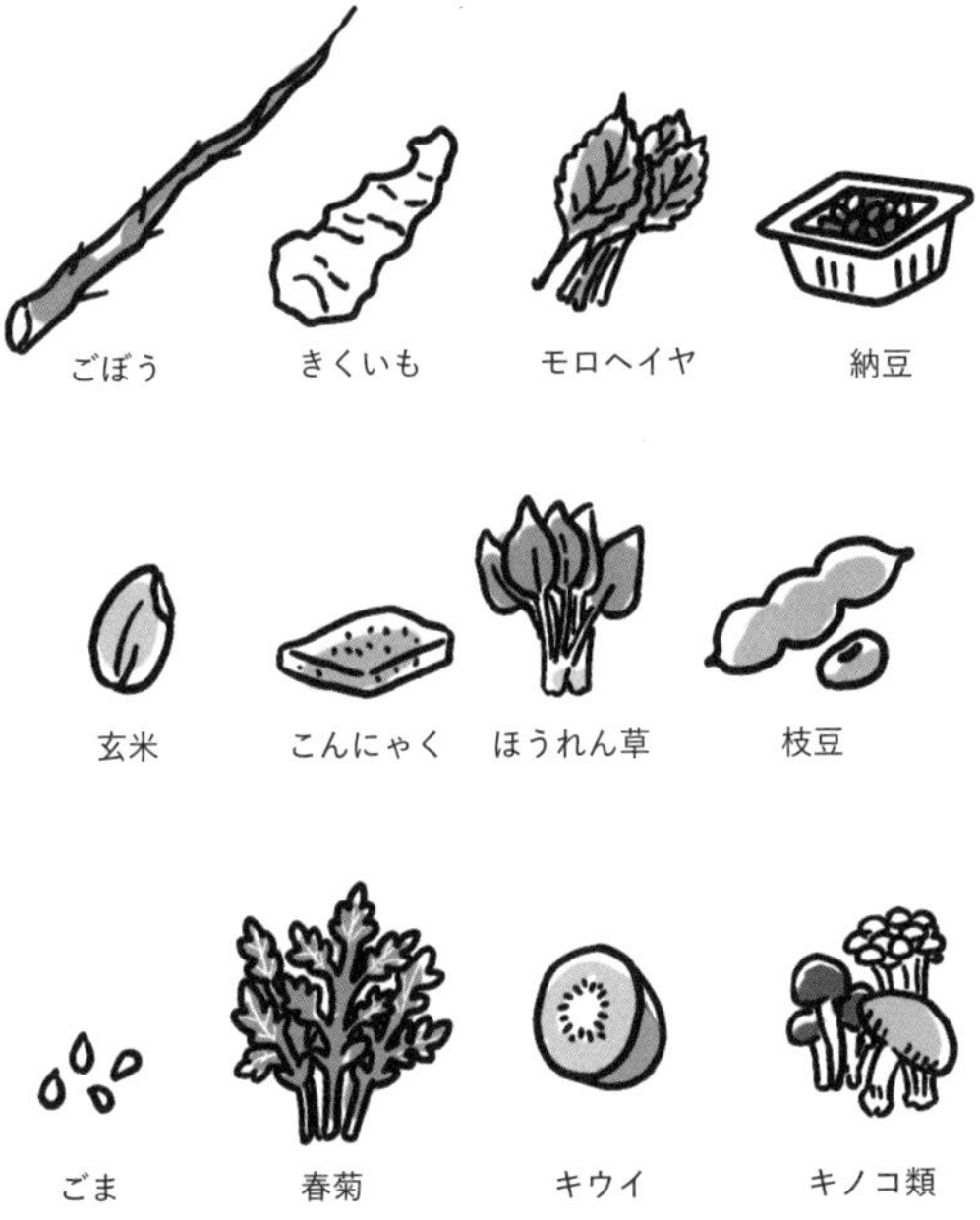
ごぼう
きくいも
モロヘイヤ
納豆
玄米
こんにゃく
ほうれん草
枝豆
ごま
春菊
キウイ
キノコ類

「日本人の食事摂取基準値（2015年版）」一日あたりの食物繊維の目安は、男性20g、女性18g（ごぼう約2本分、さつまいも約4個分）とされています。

Point

◎便秘解消には食物繊維がおすすめです。

◎とり過ぎず、適量摂取を心がけましょう。

脳にいい食材④

腸内環境を整える食材

食物繊維だけでなく、**発酵食品・発酵調味料も便秘解消に効果的**です。発酵食品・発酵調味料に含まれる善玉菌が腸内環境を整え便秘を解消します。

腸内には多様な腸内細菌が存在しています。腸内フローラ（正式には腸内細菌叢《そう》）と呼ばれるものです。発酵食品・発酵調味料により、乳酸菌や酪酸菌、エクオール産生菌などが活性化し、腸内フローラの多様性が高まります。

発酵食品にはぬかづけ、奈良づけ、野沢菜づけ、納豆、キムチなどが、発酵調味料には酢、しょうゆ、みそなどがあります。なお、発酵調味料には化学的な処理がされていることがあります。パッケージの表記を確認し、可能な限り原材料が少なく、昔ながらの製法で作られているものを選びましょう。

発酵食品が苦手な場合は、紅茶、ウーロン茶、ルイボスティ、プーアル茶、碁石茶などを飲むとよいでしょう。

発酵食品

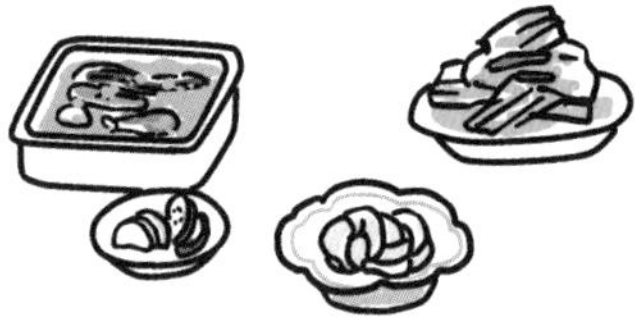

ぬかづけ、奈良づけ、野沢菜づけ、納豆、キムチ、生ハム・サラミ（イタリア産、スペイン産）、いかの塩辛、アンチョビ、発酵バター

発酵調味料

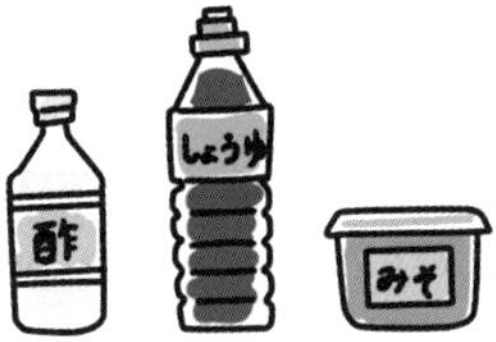

酢、しょうゆ、みそ、ワインビネガー、魚醤（しょっつる、ナンプラー、ニョクマム）、豆板醤、甘酒

お茶

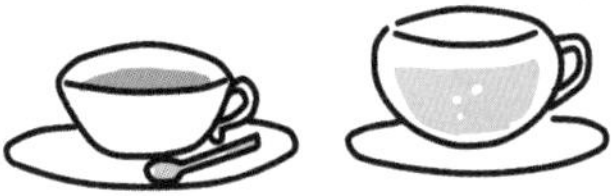

善玉菌が含まれ、腸内環境が整い、便秘が解消します。

善玉菌が含まれ、腸内環境が整い、便秘が解消します。

Point

◎発酵食品を食べることで腸内環境が整います。

◎発酵食品が苦手な方は、紅茶やウーロン茶などを飲むとよいでしょう。

脳にいい食材⑤

抗酸化作用のある食材

抗酸化作用を持つ食材はたくさんあります。ここで注目したいのはファイトケミカルという成分です。**ファイトケミカルは植物に含まれる色素や香り、苦み、あくなどの元となる天然成分の総称で、その多くが抗酸化作用を持っています。**

代表的なファイトケミカルにポリフェノール、カロテノイド、イソチオシアネート、フコダイン、βグルカンなどがあります。

ポリフェノールはさらに構造により細分化され、アントシアニン、カテキン、クルクミン、イソフラボン、カカオポリフェノールなどがあります。挙げるときりがないほど、ファイトケミカルは多種多様です。

色があって、香りが強くて、苦みがあり、煮るとあくが出る野菜に、ファイトケミカルが含まれていると考えればよいでしょう。

私は無農薬栽培のみかんを皮ごと食べるようにしています。また、クルクミンを摂取するため、スープカレーを頻繁に食べるようにしています。スープカレーのレシピは前述を参考にしてください（131頁参照）。

抗酸化作用のある食品

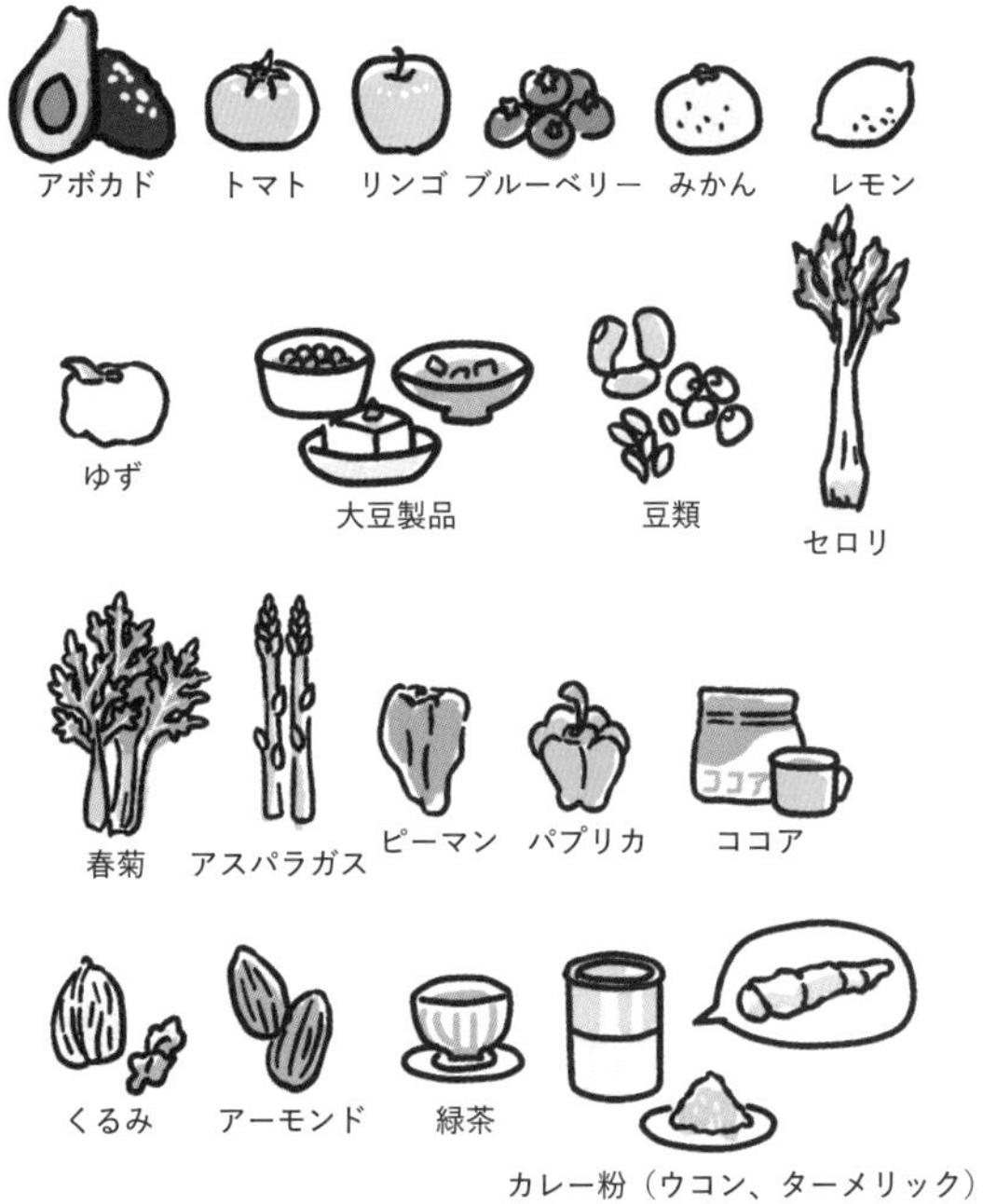
アボカド
トマト
リンゴ
ブルーベリー
みかん
レモン
ゆず
大豆製品
豆類
セロリ
春菊
アスパラガス
ピーマン
パプリカ
ココア
ココア
くるみ
アーモンド
緑茶
カレー粉（ウコン、ターメリック）

野菜には天然成分であるファイトケミカルが含まれています。

Point

◎ファイトケミカルの多くに抗酸化作用があります。

脳にいい食材⑥

亜鉛を多く含む食材

　亜鉛は、体内で重要な働きをしています。

亜鉛は体に蓄積した鉛や水銀などの毒性を弱めます。また、新しい細胞を作る際に亜鉛は欠かすことのできない材料の一つです。**体は、脳細胞であれ、内臓や皮膚の細胞であれ、亜鉛がなくては新しい細胞を作れません。**亜鉛が不足すると味覚障害、免疫力の低下、貧血、脱毛、神経感覚障害などの異常を生じることがあります。

　亜鉛が不足しないためには、亜鉛を含む食品を摂取することが大切です。亜鉛は牡蠣、赤身肉（牛、ラム、豚）、スルメ、そら豆、ほたて、カシューナッツ、ブラジルナッツ、そばに多く含まれています。

　亜鉛が含まれている食べ物を食べることも大事ですが、**亜鉛の吸収を邪魔する食品を食べすぎないことも大事**です。ファストフード、コンビニ弁当、インスタントラーメンなどの加工食品はなるべく避けましょう。「最近、食事の味が薄く感じる」「おいしくない」と感じたら、亜鉛不足による味覚障害かもしれません。

亜鉛を多く含む食品

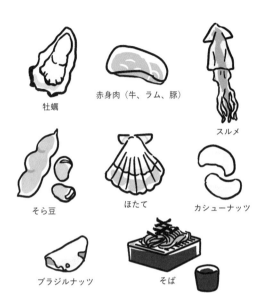

亜鉛は体が細胞を作る際に必要な成分です。不足すると、味覚障害、免疫力低下などの異常が生じます。

Point

◎亜鉛を含有する食品をとって、亜鉛不足を予防しましょう。

◎加工食品は亜鉛の吸収を邪魔するので、なるべく避けましょう。

Column

サプリメント

体に必要な栄養は食事で補うのが基本ですが、高齢になれば食事だけで必要な栄養素を賄うのことが難しくなります。そういう場合、サプリメントを活用するのもよいでしょう。

私は認知機能が低下している患者さんにビタミンD_3のサプリメントを処方しています。ビタミンDには、様々な種類がありますが、ヒトの体内ではビタミンD_3が一番効率よく活用されます。ビタミンDには、骨を強化するほかに、認知症の発症リスクを低下する作用などが報告されています。サプリメントとして摂取するなら、ビタミンDに加えてビタミンB群が配合されているものがよいでしょう。

他におすすめするサプリメントはクルクミンです。クルクミンはウコンに含まれるポリフェノールの一種。抗酸化作用や抗炎症作用が確認されています。

第4章

いつでも、どこでも、すぐできる！
脳トレ・運動

筋トレで脳が若返る!?

成長ホルモンは体づくりに重要であり「若返りホルモン」とも呼ばれています。運動で傷ついた細胞を修復させたり、肌の艶やハリをよみがえらせたりする働きがあります。成長ホルモンは脳の下垂体から分泌され、20歳ころに分泌のピークを迎えます。以降は加齢により徐々に分泌量が低下します。成長ホルモンが低下すると、様々な影響が現れます。筋肉量・骨密度が低下し、それに伴い体力・免疫力も低下します。また、記憶力も低下し情緒も不安定になります。

では、どのように対応すればよいのでしょうか。**成長ホルモンの分泌には、ジョギングなどの有酸素運動ではなく、筋トレなどの無酸素運動が重要**だと考えられています。筋トレすることで、脳が「まだ成長期だ」と勘違いして、成長ホルモンの分泌が促されます。

おすすめの筋トレは、スクワットです。成長ホルモンを多く分泌する太ももやお腹まわりの筋肉を効率よく鍛えられます。

筋トレで成長ホルモンが分泌される

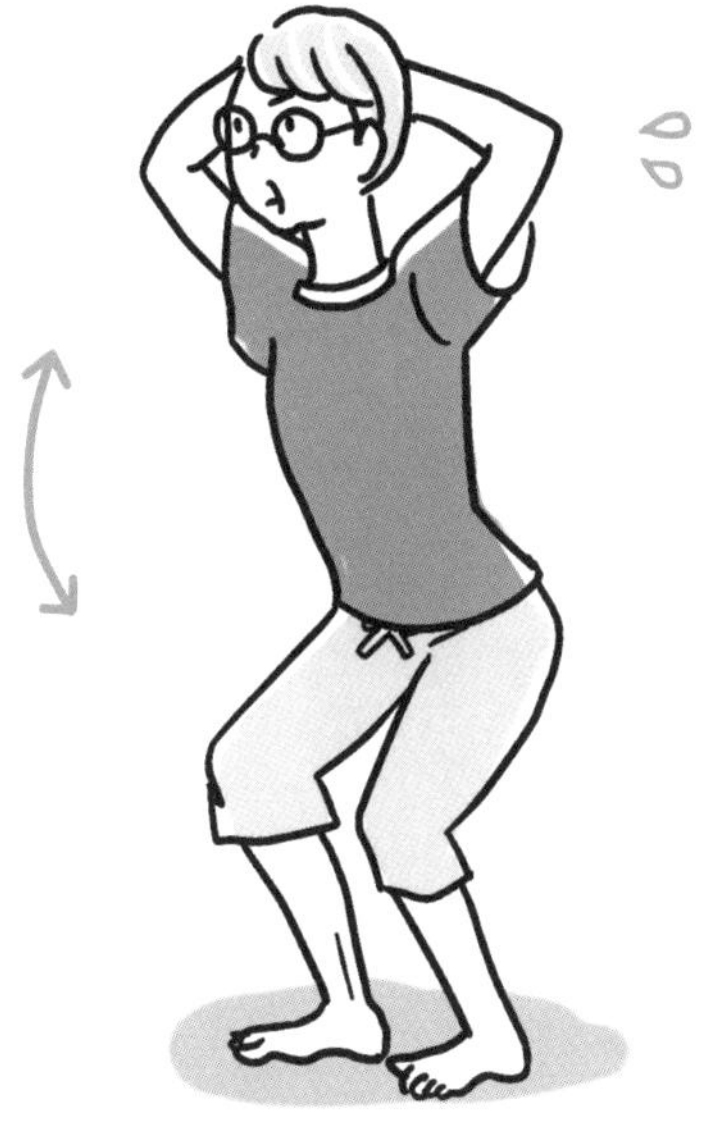

筋トレすれば、脳が成長期だと錯覚し、成長ホルモンを出し続けます。

Point

◎成長ホルモンは体づくりに重要な若返りホルモンです。

◎筋トレで成長ホルモンの分泌を促しましょう。

要介護になるきっかけは？

サルコペニアやフレイルという言葉を聞いたことはありますか？　サルコペニアとは、「筋肉量が減少している現象」のこと。そして、フレイルは虚弱を意味し、筋力や心身の活力が低下して、健康障害が起きやすい状態です。いずれも、加齢により生じやすく、要介護を避けて健康な晩年を過ごすためには障壁となるものです。

要介護になれば、自分で思うように体を動かせなくなります。こうなれば脳への刺激が少なくなり、認知症に近づいてしまいます。左図で示すとおり、要介護が必要となった主な原因は、男女で異なっています。男性では「脳血管疾患」「心疾患」などの内科系疾患が多く、女性では「関節疾患」「骨折・転倒」などの外科系疾患が多いことがわかっています。

しかし、男女差はあるものの、**運動によって要介護の原因を遠ざけることができる**ことは共通しています。認知症を予防するには、体を動かし、要介護を避けることが鍵になります。

男女別　介護が必要となった主な原因

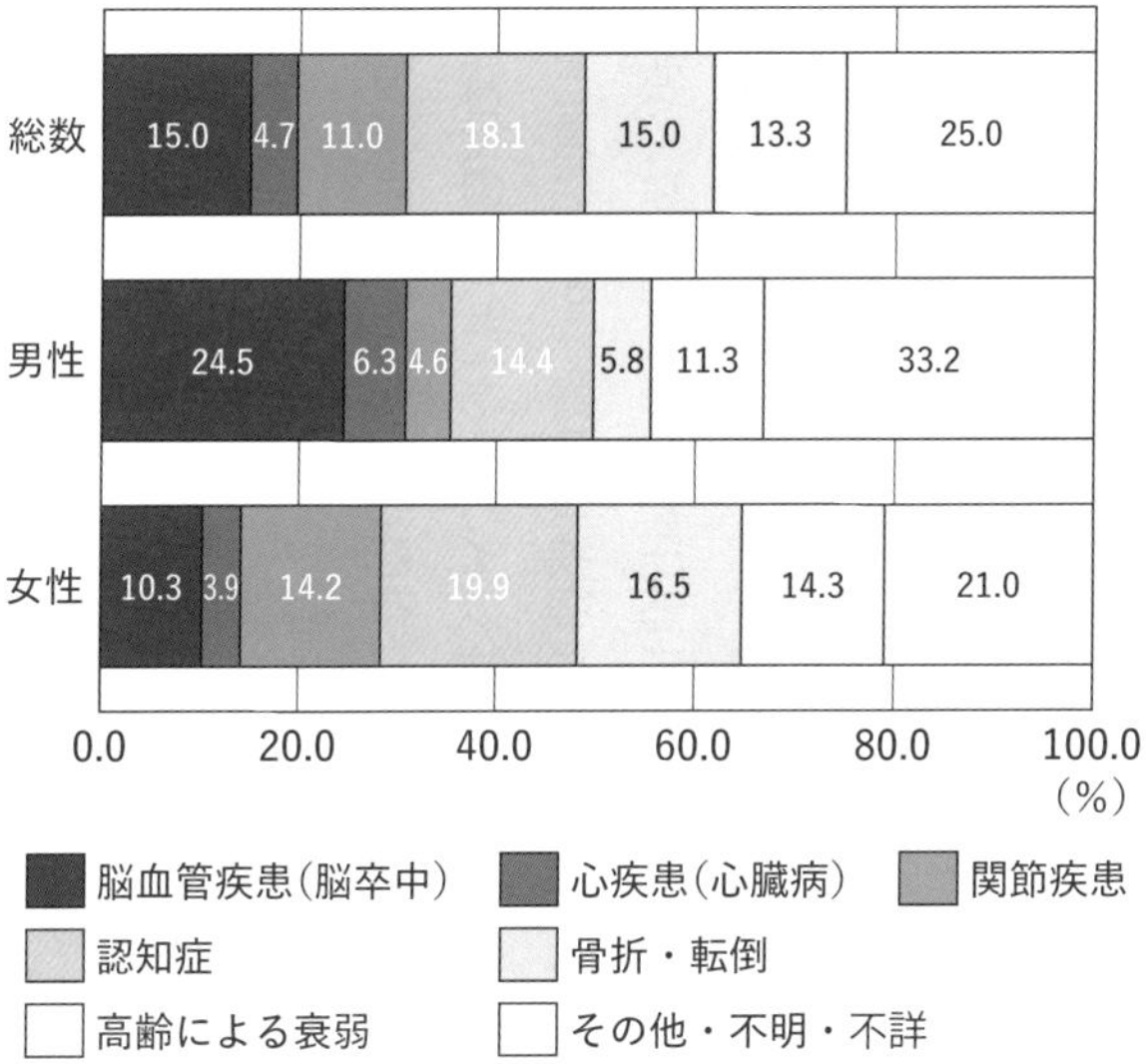

資料：厚生労働省「国民生活基礎調査」（令和元年）
（注）四捨五入の関係で、足し合わせても100.0%にならない場合がある。

要介護となる原因は、男性では「脳血管疾患」「心疾患」が多く、女性では「関節疾患」「骨折・転倒」が多いことがわかっています。

Point

◎要介護となり、自由に体を動かせなくなれば、認知症にぐっと近づいてしまいます。

◎体の機能を維持するために、体を動かしましょう。

その腰痛は脊柱管狭窄症かも

脊柱管狭窄症《せきちゅうかんきょうさくしょう》という病気をご存じでしょうか？　背骨の中心にあるパイプ状の構造を脊柱管と言います。脊柱管狭窄症では、脊柱管が狭くなり中の神経が圧迫されることで、手や脚の痛みや痺れ、歩行障害や排尿障害の症状があらわれます。

　脊柱管狭窄症が腰の部分で悪化すると、１００ｍほど歩いて脚に痛みや痺れが出て休み、時間がたつと治まり、また少し歩くと症状が現れる……。こうした間欠性跛行と呼ばれる症状が現れます。間欠性跛行により外出が億劫になり、日常的に歩かなくなり、やがて認知機能が衰えます。**私は、脊柱管狭窄症が認知症の入り口になっていると考えています。**認知症を疑って私のクリニックに来られる患者さんの多くが脊柱管狭窄症を患っています。

　原因には、加齢、生まれつきの背骨の病気や事故やスポーツによるケガなどがあります。しかし、日常での腰の使い方が原因であることが多いです。いわば、生活習慣病に近い側面があります。

腰痛は認知症の入り口か

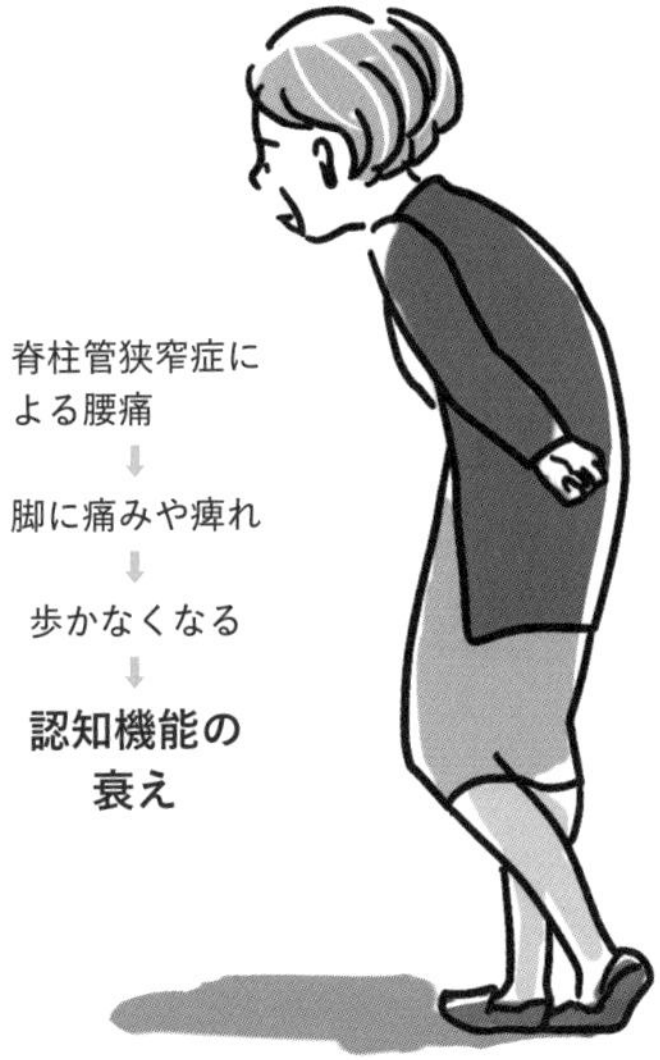
脊柱管狭窄症による腰痛
↓
脚に痛みや痺れ
↓
歩かなくなる
↓
認知機能の衰え

脊柱管狭窄症では、脚の痛み・痺れのほか、間欠性跛行という症状が現れることがあります。
腰に負担をかけない歩き方や荷物の持ち方など、腰を守る意識を持つことが大切です。

Point

- ◎脊柱管狭窄症は、認知症の入り口かもしれません。
- ◎腰を守る生活や意識が大切です。

大腰筋を鍛える

老いない体を作るために、鍛えるべき筋肉は「大腰筋《だいようきん》」です。左図に示すように大腰筋は腰椎から大腿骨の前面を逆V字型に覆っており、腹部と下半身をつないでいます。いわゆるインナーマッスル（体の深い部分にある筋肉）です。大腰筋は**正しい姿勢を維持したり、歩行時に足を動かしたりするのになくてはならない重要な筋肉**です。

ちょっとした段差でつまづくのは、この大腰筋の衰えが原因かもしれません。大腰筋が衰えると、脚を持ち上げる力が低下するので、すり足のような歩き方になってしまいます。

大腰筋は、左の図のような運動で簡単に鍛えられます。腕をまっすぐに伸ばし、手のひらは軽く握ります。脚は肩幅に開いて、やや外側に向けます。息を吸いながらゆっくりと腰を落とし、鼻から息を吐きながらゆっくりと元の姿勢に戻します。無理のない範囲で、10回くらい繰り返しましょう。週に3～4度くらい、朝か就寝前に行うとよいでしょう。

安定した足腰が老いない体をつくる

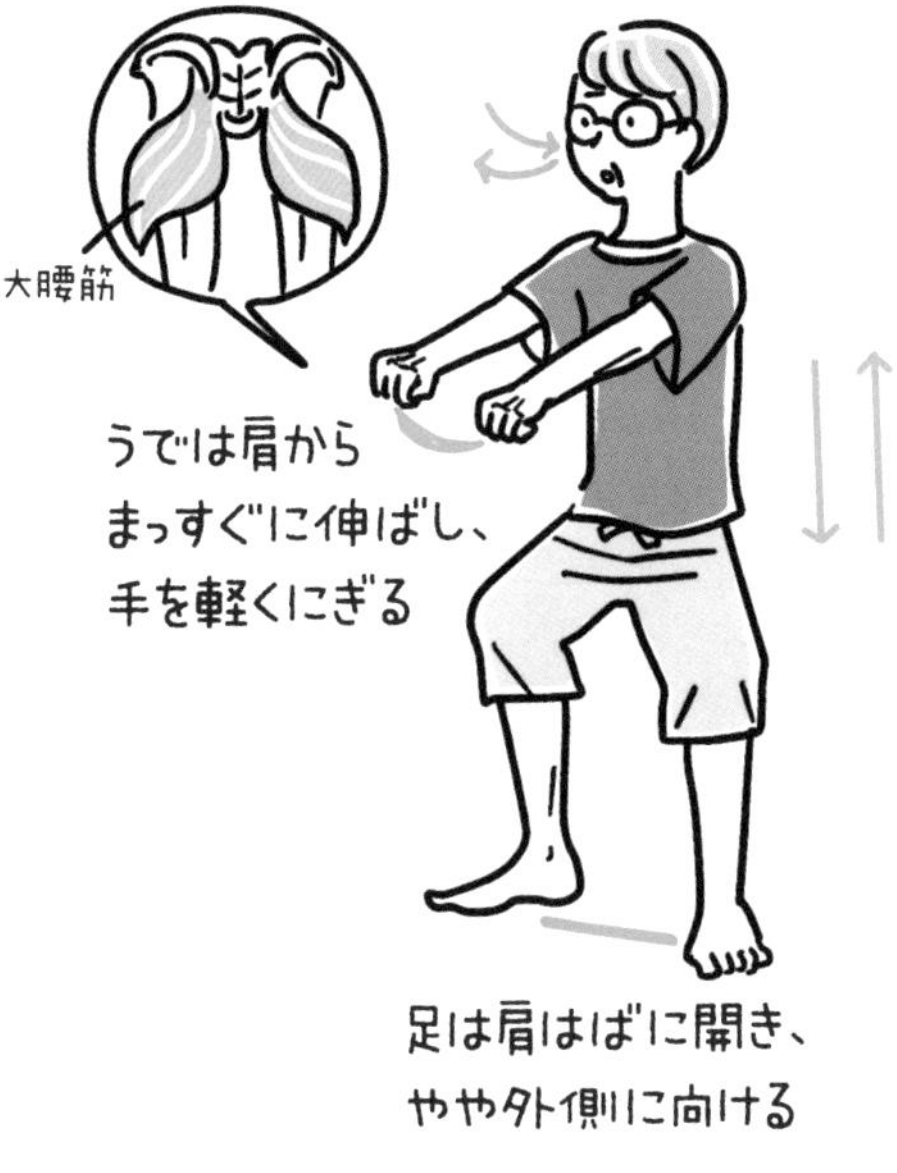
大腰筋
うでは肩から
まっすぐに伸ばし、
手を軽くにぎる
足は肩はばに開き、
やや外側に向ける

鼻から息を吸いながらゆっくり腰を落とし、鼻から息を吐きながらゆっくり元に戻します。これを10回くらい繰り返します。無理をしないように！

Point

◎老いない体を目指すために鍛える筋肉は大腰筋です。

◎大腰筋は正しい姿勢を維持し、脚を動かすのに重要な筋肉です。

体で覚える記憶術

「手続き記憶」という言葉をご存知でしょうか。手続き記憶とは、一連の体の動きを、意識せずに行うための長期記憶の一種です。たとえば、歩くときに、いちいち「右脚から動かそう」「足首はこのくらいの角度にしよう」なんて意識しませんよね。意識をせずに行動できるため「体で覚える」という感覚を持ちますが、実際には、脳に記憶されています。

体で覚えるためには、繰り返し経験することが重要です。自転車に乗り始めたころは、考えながら乗っていたはずです。繰り返し練習するうちに、次第に意識せずに乗れるようになるはずです。「自分の名前の書き方」もそうですね。何度も書いている字なので、意識せずともスラスラ書けるはず。食後の歯磨きなどの習慣も同じです。

体で覚えるためには、繰り返すことが大切です。**最初は脳にとって新しい情報であっても、繰り返すことで手続き記憶になります。習慣化や習い事などに役立つ、重要な脳の機能**です。

「手続き記憶」を活用する

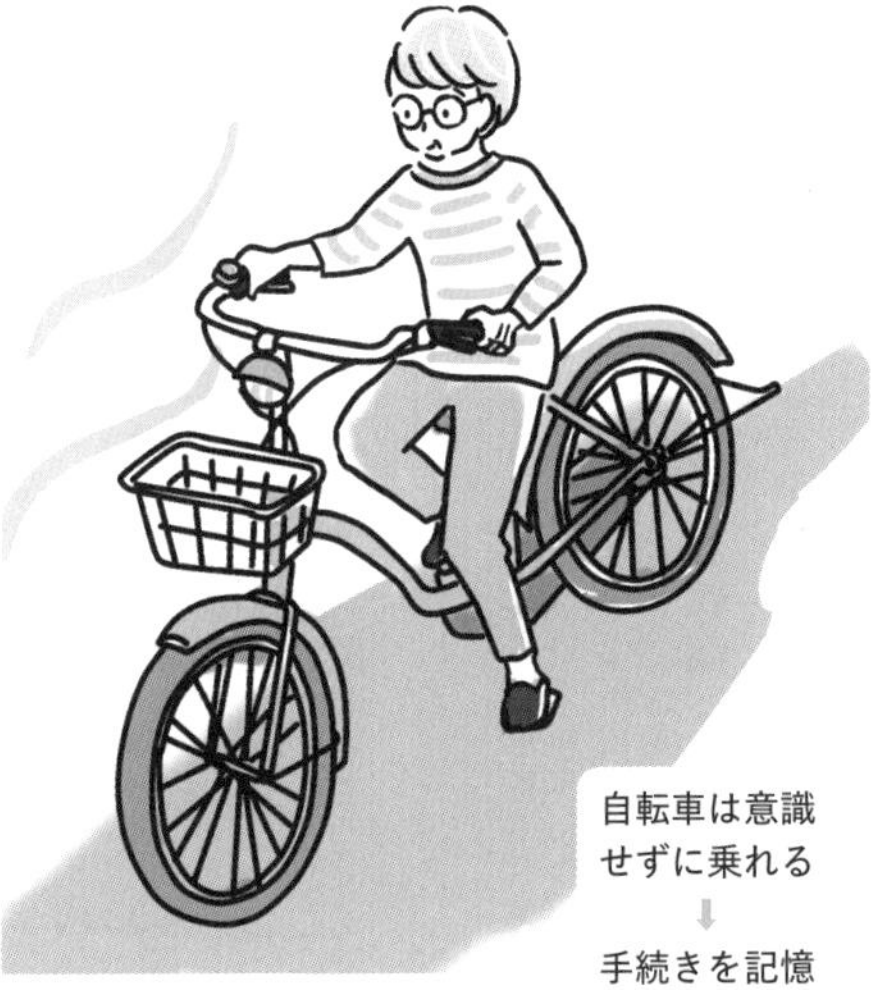

体で覚えるには、繰り返し練習することが大切です。

Point

◎手続き記憶は、習慣化や習い事などに役立つ、重要な脳の機能です。

食後の運動

ＡＧＥｓは終末糖化産物といい、老化にかかわるタンパクです。ＡＧＥｓは血糖値の上昇により増えるため、体を若々しく保つためには、食後に血糖値を急上昇させない生活を心がける必要があります。

食後の血糖値の急上昇を避けるには、食事のとり方や食後の過ごし方が大切です。前述したように食事は腹7分目とし、ゆっくりと食べることで血糖値の上昇が緩やかになります。また、食後に軽く運動をすると血糖値の上昇を抑えられます。血糖値は食後1〜2時間で最も高くなります。食後30分〜1時間以内に運動することで、血糖値が上がる前にブドウ糖をエネルギーとして消費できます。

おすすめは**30分程度のウォーキングです。背筋を伸ばして、目線をまっすぐ前に持ち上げて歩きましょう。両手をしっかり振るとよいでしょう。**速すぎず、一定のペースでゆったりと歩くとよいです。家から少し離れた場所で外食し、帰りは徒歩で帰るといいかもしれません。

食後30分〜1時間以内の軽い運動

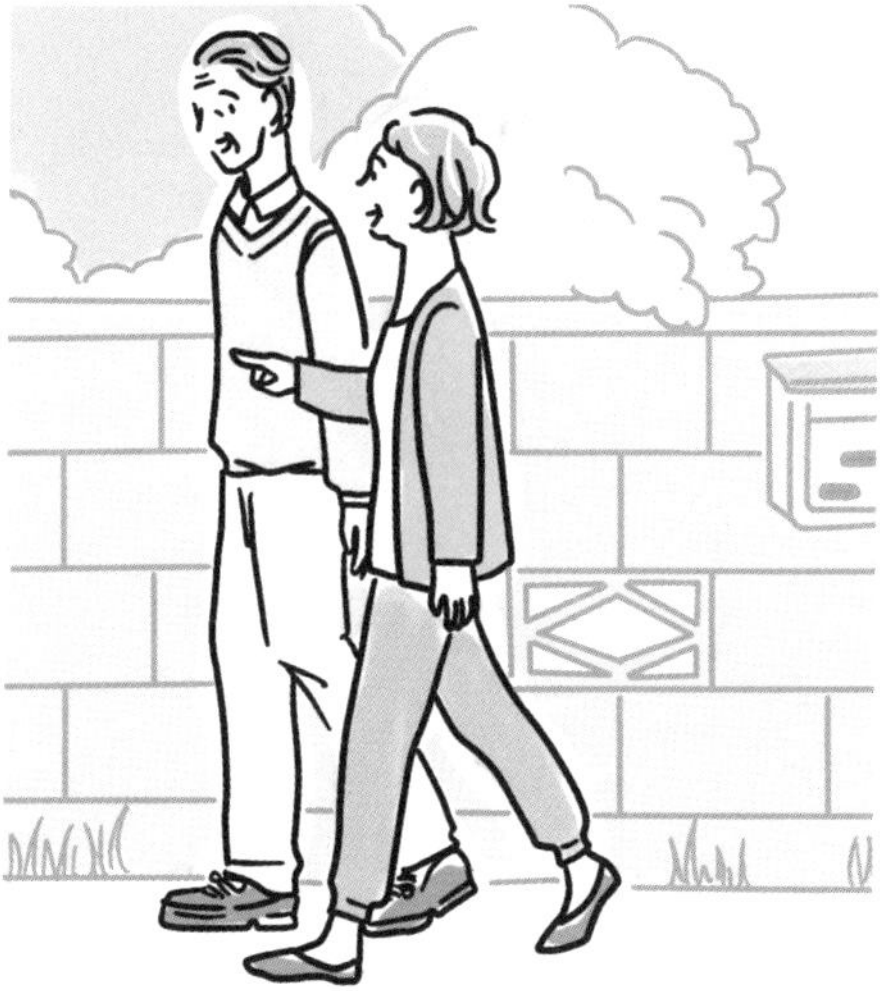

老化にかかわるタンパクAGEsの発生を避けるには、血糖値が急上昇しない生活を送りましょう。食後の運動で、血糖値が上がる前にブドウ糖をエネルギーとして使ってしまいましょう。

Point

◎老化にかかわるタンパクのAGEsは、血糖値が上昇することで増えます。

◎食後30分〜1時間以内の軽めの運動で、血糖値の急上昇を予防しましょう。

歩き方を意識する

食後の運動としてウォーキングを紹介しました（158頁参照）。実は普段でも、歩き方を意識することが大切なのです。家でくつろいでいるとき「すぐに横になってしまう」という人は要チェックです。体を支える背筋や腹筋が衰えているかもしれません。筋肉の衰えることで、体を起こすことが億劫になり、横になってしまう……という悪循環に陥るかもしれません。

筋肉が衰えつつある中高年は、歩き方を意識することが大切です。人間は普段の生活で、それなりの距離を歩いています。歩き方を意識すれば、筋力維持に必要な運動を行えます。

まず背筋をピンと伸ばしましょう。歩く際のポイントは3つあります。リズミカルに一定のペースで歩きましょう。そして、目線をまっすぐ前に持ちあげましょう。できれば、20分は休まずに続けましょう。慣れてきたら、無理のない範囲で、スクワットや腕立て伏せ、腹筋などの筋力トレーニングを加えるとよいでしょう。

歩き方のポイント

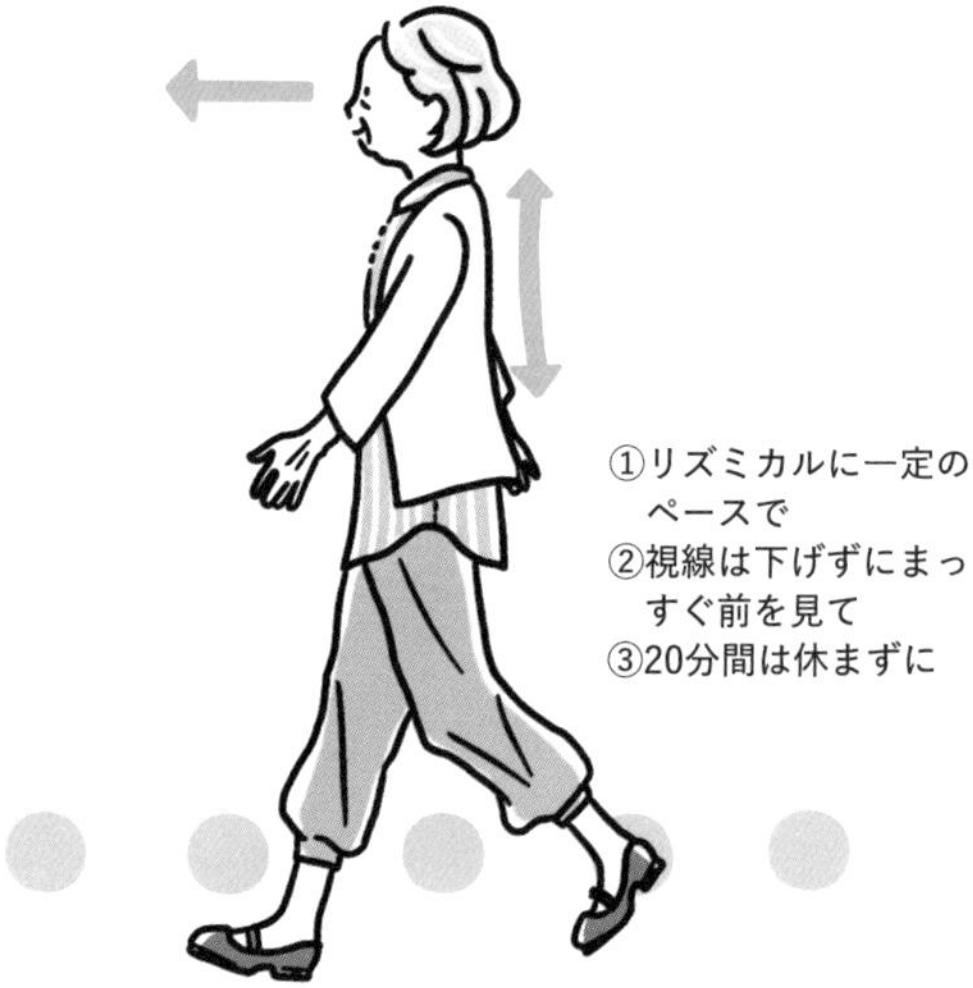
①リズミカルに一定のペースで
②視線は下げずにまっすぐ前を見て
③20分間は休まずに

普段の歩き方を意識すれば、筋力維持に必要な運動を手軽に行えます。

Point

◎背筋を伸ばして、まっすぐ前を向き、リズミカルに歩きましょう。

◎慣れてくればスクワットや腕立て伏せ、腹筋などのトレーニングを併せるのもよいでしょう。

インターバル速歩

加齢により、脳と筋肉は老化します。筋肉の老化が最初に現れるのが下半身、つまり足腰です。足腰の衰えは、歩行量が減り、脳への血流も低下し、脳の老化が加速します。**脳の老化を防ぐためには、積極的に体を動かすことが重要**です。そのためにおすすめなのが、やはりウォーキングなどの有酸素運動です。ここでは、前頁に続いてさらに進んだウォーキング方法「**インターバル速歩**」を紹介します。

インターバル速歩は「3分の早歩き」と「3分のゆっくり歩き」を繰り返す歩き方です。健康のために1日1万歩が推奨されていますが、ゆっくり歩くと長時間かかってしまいます。そこで考えられた方法がインターバル速歩というわけです。1日20分、週に2〜3回くらいからだと、無理なく始められるのでおすすめです。筋力維持のためのウォーキング時間が短縮できます。また、2種類の歩き方を繰り返すことで、単調だったウォーキングをより楽しめるようになります。

「早歩き」と「ゆっくり歩き」を繰り返す

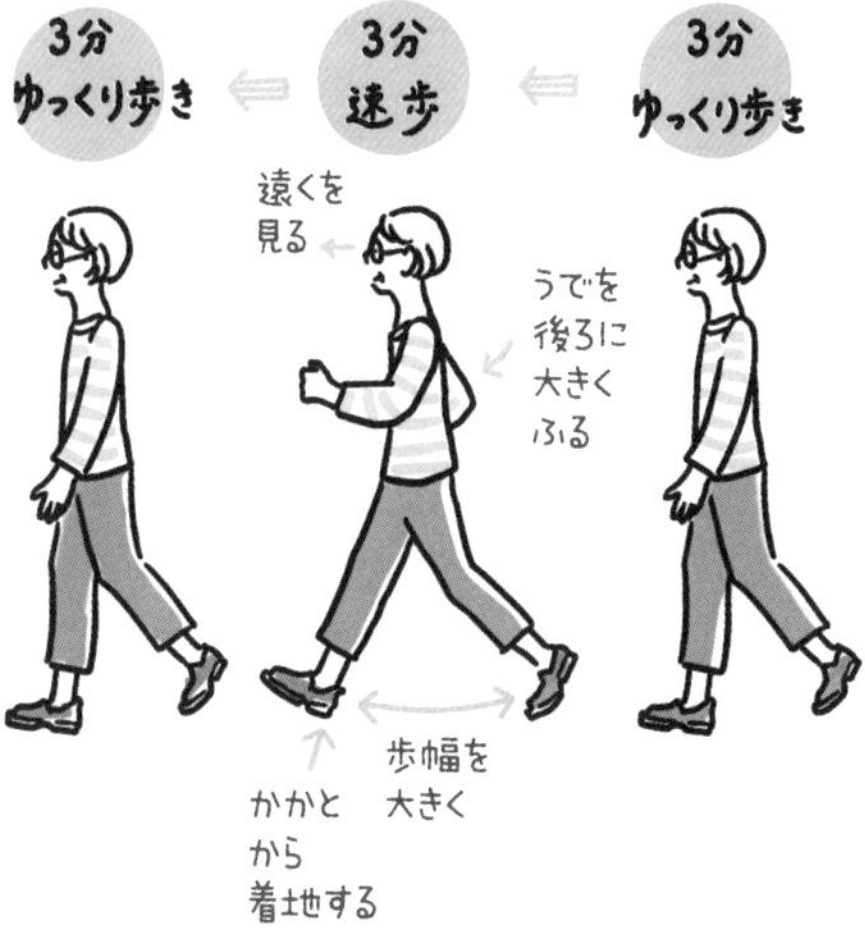

3分を目安に速歩とゆっくり歩きをくり返す

脳を鍛えるために、まずは足腰を鍛えましょう。「3分の早歩き」と「3分のゆっくり歩き」を繰り返すインターバル速歩がおすすめです。1日20分、週に2〜3回くらいからだと、無理なく始められます。インターバル速歩で、骨密度が増加し、生活習慣病予防に効果的、という報告もあるようです。

Point

◎運動不足の解消に、ウォーキングがよいでしょう。

◎インターバル速歩を取り入れれば、単調なウォーキングも楽しめるでしょう。

1分トレーニング！
階段の上り下り

「運動が大切だってことはわかるけれど、長時間の運動はできない……」そう感じている方も多いはず。そんな方に朗報です。**たった1分間、週3回行うだけで、認知機能の活性化に役立つエクササイズがあります。前頁の「インターバル速歩」を応用した「1分間の階段の上り下りトレーニング」**です。

カナダのマクマスター大学の研究グループによると、1分間の階段の上り下りを1日3回、週に3日続けることで、エアロバイクなどの本格的なトレーニングと同様の健康効果が期待できるとのことです。前頁で紹介したインターバル速歩のように強い負荷（階段を上る）と弱い負荷（階段を下りる）を繰り返すことができます。

運動が苦手な人でも、「たった1分なら私にもできそう！」と、運動へのハードルが下がるでしょう。ポイントは、階段を上るとき、自分にとってできる限り早い速度でダッシュすることです（ただし、転ばないように注意してください）。

階段の上り下り

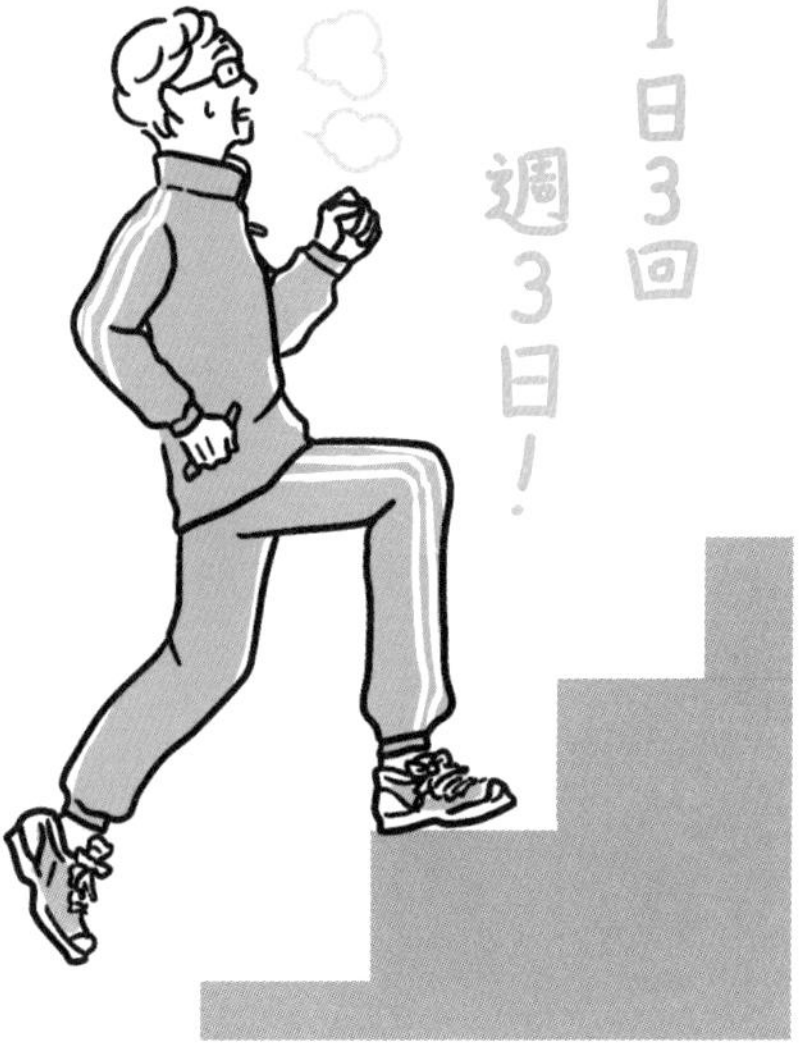

１分間の階段の上り下りを１日３回、週に３日続けてみましょう。本格的なトレーニングと同様の効果が期待できます。

Point

◎階段の上り下りを、継続して続ければ、本格的なトレーニングと同様の効果が期待できます

◎インターバル速歩のように、強い負荷と弱い負荷の運動を繰り返せます。

利き手と反対の手を使う

食事の時にお箸を持ったり、歯磨きしたりするとき、ほとんどの方は利き手を使いますよね。日常生活では利き手を使うことが多いはずです。**脳は些細なことでも、「新しいチャレンジ」を刺激と捉えて活性化**します。そこで、**利き手と反対の手を、積極的に使ってみて**ください。

たとえば、歯磨きの時に利き手と反対の手を使うと、「うまく磨けているかな」と不安になるでしょう。相当な違和感を感じるはずです。これは脳が活性化している証拠。利き手ばかりを使うと右手の人は左脳が、左手の人は右脳が優位になると言われています。そうした状況を変え、脳に刺激を与えるために、積極的に利き手と反対の手を使ってみましょう。

利き手と反対の手でお箸を扱うのは大変かもしれません。そのような場合は、字を書いたり、電話番号を入力したり、ハサミを使ったり、体を洗ったりするのもよいでしょう。試しやすいものから挑戦してみてください。

利き手と反対の手を使おう！

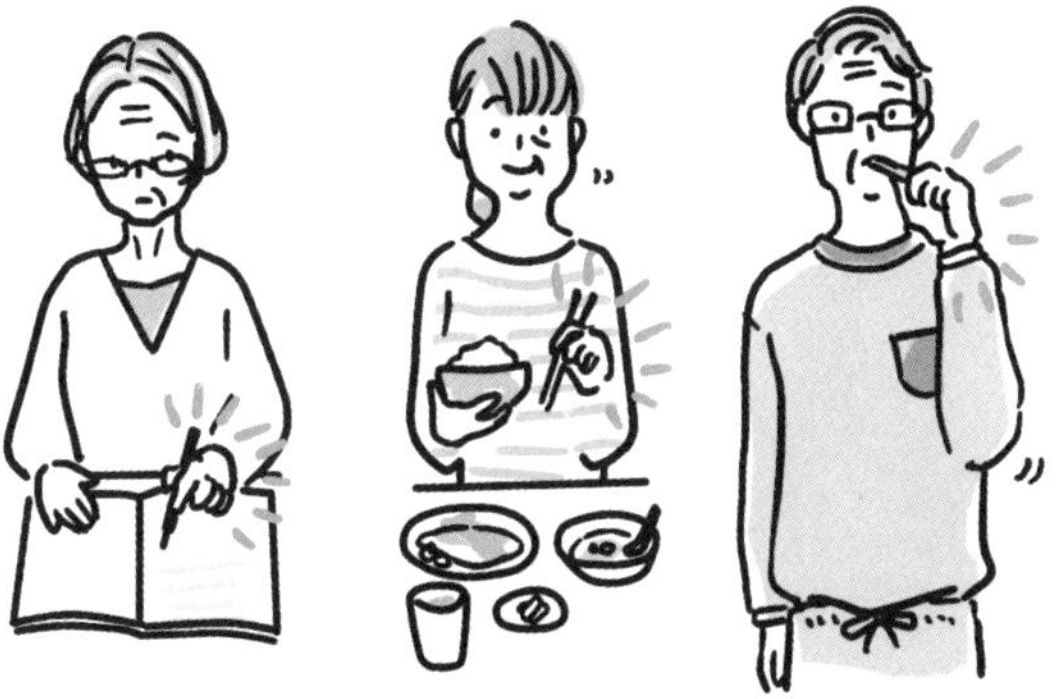

違和感＝脳が発生化

脳は些細なことでも、「新しいチャレンジ」を刺激と捉えて活性化します。そこで、利き手と反対の手を使ってみてください。違和感を感じるはずです。これは脳が活性化している証拠なのです。

Point

◎利き手と反対の手を使うと脳が活性化します。

◎食事や歯磨き、ハサミを使うなど試しやすいものから挑戦しましょう。

ひざやももの上げ下げ

ここから、簡単にできるエクササイズをいくつか紹介します。

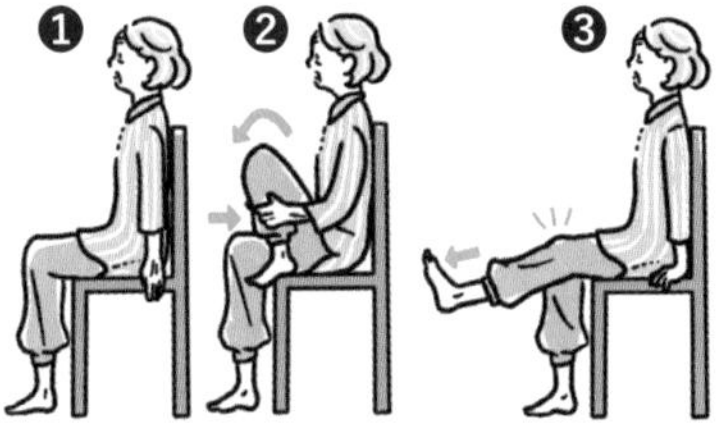

①イスに座ってひざを曲げます。②いったん、片膝をイスの上に乗せます。その後、ゆっくり伸ばして、イスの高さにまで上げます。足首を立てて、そのまま５秒ほど止めます。③ゆっくりと元へ戻します。

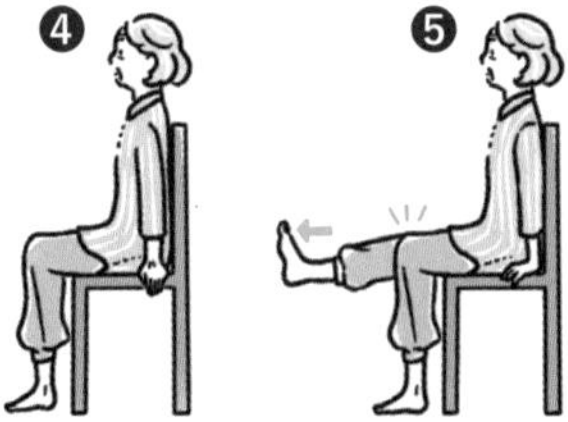

④逆の脚も同様に行います。背筋をピンと伸ばしてイスの上に座ります。⑤次に片足をあげて、膝を伸ばします。この時、足の筋肉が働いていることを意識しましょう。大腿四頭筋が鍛えられ、血流もよくなります。

Point

◎ひざやももを鍛えるエクササイズ。イスに座ってひざとももを上げ下げすることで、コリや痛みを改善します。

◎下半身の筋肉が鍛えられ、転倒予防にもなります。

「あ・い・う・え・お」ストレッチ

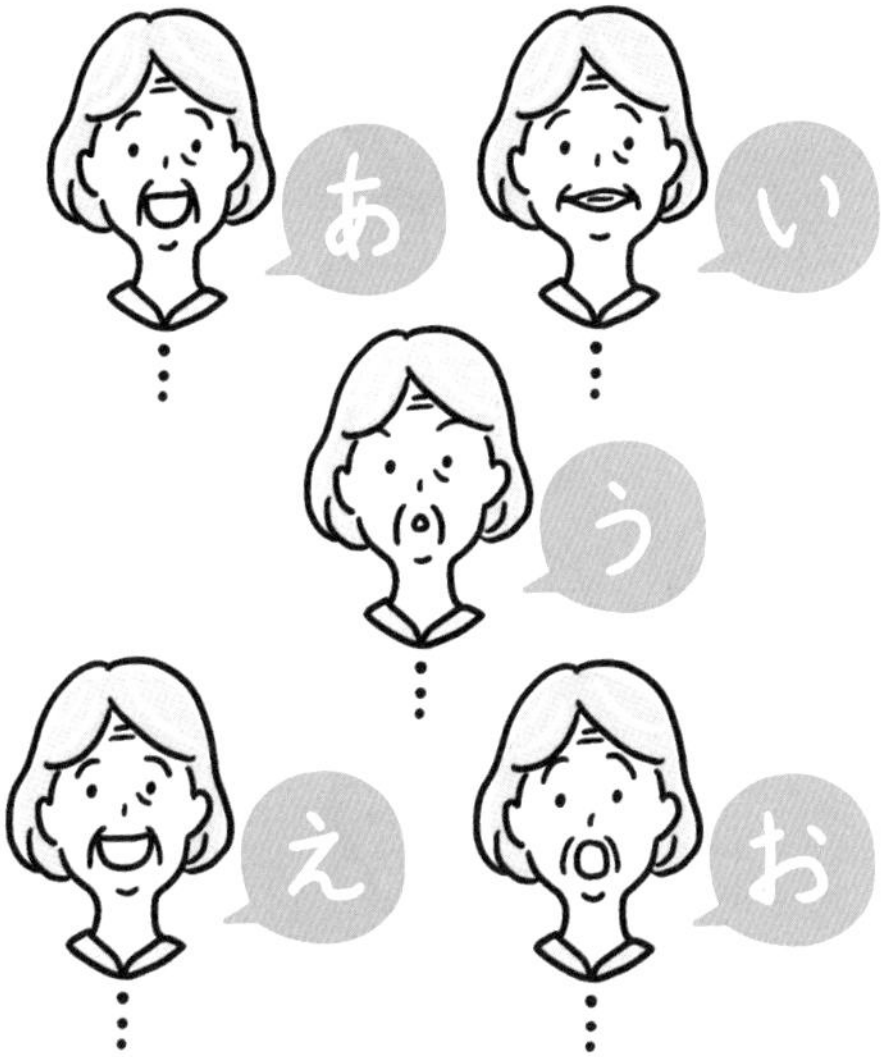

「あ」… 口を大きく開けます。
「い」… 口角を思いっきり両側にひっぱるイメージで口を開きます。
「う」… 唇をすぼめて、尖らせます。
「え」… 口角は横に引っ張り、縦にも大きく開けます。
「お」… 口を縦に大きく開け、口を閉じて終わりです。

Point

◎口を大きく「あ・い・う・え・お」の形に動かすことで、顔をストレッチ。脳への血流量がアップします。

◎歯磨きの時に鏡の前で行いましょう。一つの表情ごとに、5秒ほどキープするのがポイント。

肩の上げ下げ

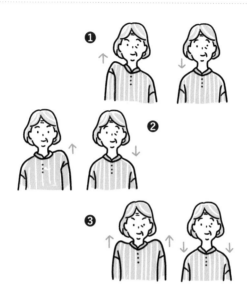

①右肩を「ぐっ」と上げます。上げきったところで力を抜いて、ストンと落とします。
②次に、反対の左肩を「ぐっ」と上げます。上げきったところで力を抜いて、ストンと落とします。
③両方の方をできるだけ上げます。そして、両肩をストンと落とします。
①～③を５回繰り返します。

Point

◎背中を伸ばして立ち、顔と目線は正面に向け、腕は自然とおろします。

◎肩をほぐすことで、脳への血流量がアップします。

首まわり

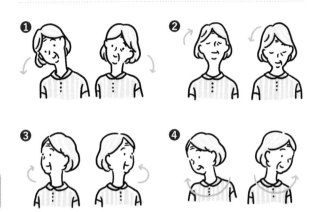

①イスなどに座り、肩の力を抜いてリラックスします。そして、首を左に5秒、右に5秒倒します。その際、反対の首筋が伸びていることを意識しましょう。
②首を前後に倒すストレッチです。正面を向き、背筋を伸ばして、首を後ろに5秒、前に5秒それぞれ倒します。
③②と同様に首筋を伸ばし、首をゆっくり左右にひねります。これを5回ほどくり返します。
④背筋を伸ばした状態で、首をゆっくりと回します。一回転したら、反対に一回転します。これを5回ほどくり返します。

Point

◎首を左右、前後にゆっくりと曲げたり、回したりしましょう。

◎それぞれ5秒ずつ、1セット5回ほどが目安です。

◎血流量がアップします。

エクササイズ⑤

簡単な腹式呼吸で脳リフレッシュ

ちょっと運動しただけで息切れすると、「体力が落ちた」と感じます。まさしく息切れは体力低下のサイン。老化とともに呼吸機能が衰えてきます。呼吸機能が衰えると、脳に必要な酸素が十分に供給されなくなります。脳は大食漢で、体で消費される酸素のうち25％が脳で消費されます。脳の健康を維持するには、肺の機能を若々しく保つ必要があるのです。

肺の老化防止には、「腹式呼吸」で横隔膜を鍛える必要があります。横隔膜は、肺の下にある筋肉の膜で、肺を収縮させて呼吸を促しています。また、腹式呼吸にはストレスを和らげるセロトニンを増やし、気持ちを落ち着ける作用があります。

腹式呼吸のやり方は簡単です。イスに腰掛けてリラックスし、お腹をへこませながら少しずつ息を吐き切ります。吐き切った後は鼻から少しずつ息を吸います。この時、胸ではなく、お腹全体がふくらんでいくことを意識します。これを5分間繰り返します。

腹式呼吸でリラックス

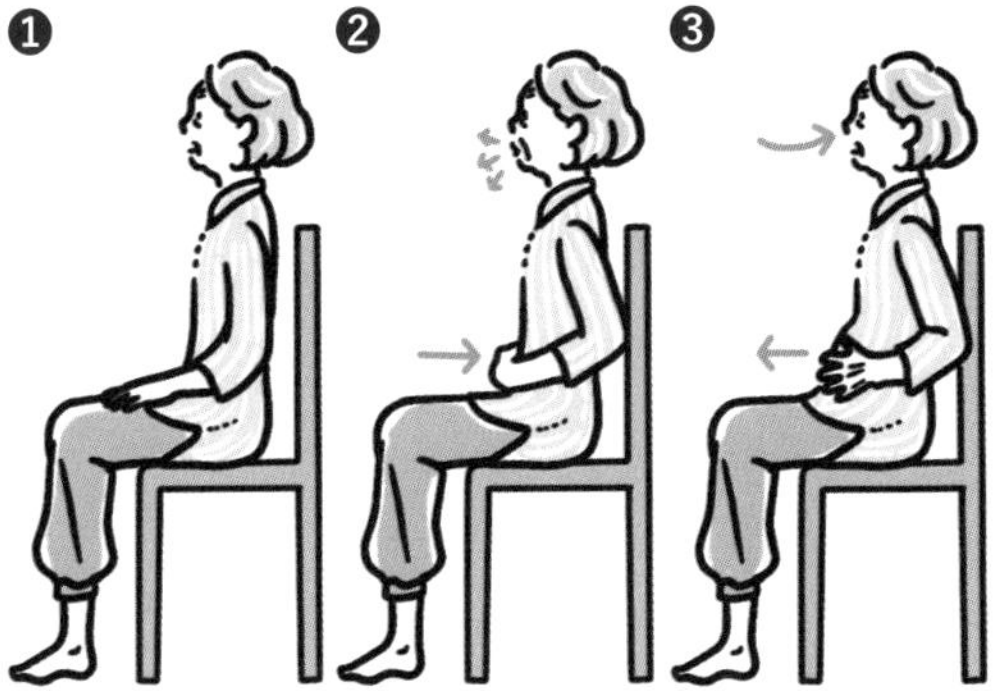

①イスに浅く腰掛けて、背筋を伸ばします。肩の力は抜きます。
②口から少しずつ、静かにゆっくりと息を吐きながら、お腹をへこませます。息を吐き切ります。
③鼻から息を吸います。その際、お腹全体が膨らんでいくのを意識しましょう。胸の方が膨らまないように気をつけましょう。
④②、③を５分間繰り返します。

頭の中で数を数えながら息を吐き、息を吸ったときの半分の数を目安に息を吸いましょう。

Point

◎息切れは、体力低下のサインの一つです。

◎脳の健康のために、肺の機能を若々しく保ちましょう。筋トレで成長ホルモンの分泌を促しましょう。

指先トレーニング

指先を使うことで脳への血流が増えると説明しましたね。このため、絵画や編み物、洋裁、和裁、陶芸、パズル、楽器などの「指先を使う趣味」をおすすめしました（60頁参照）。しかし、趣味に時間をかけられない方もいるかもしれません。「もっと手軽に指先トレーニングをしたい！」そんな声が聞こえてきそうです。そこで、**いつでも・どこでも手軽にできる指先トレーニング**を6種類紹介します。

これらのトレーニングは、いずれも普段しない指の動きをします。**初めての動きをすると脳がしっかり活動する必要がある**のです。これが、脳の血流がアップするポイントです。

また、いずれのトレーニングも、輪ゴムや筆記具などどこにでもあるもの、もしくは手だけで簡単にできるものです。ぜひ、「テレビを見ながら」や「電車で移動している時」など、ちょっとした隙間時間で取り組んでみてください。習慣化すると尚よいでしょう。

親指と小指を同時に動かす

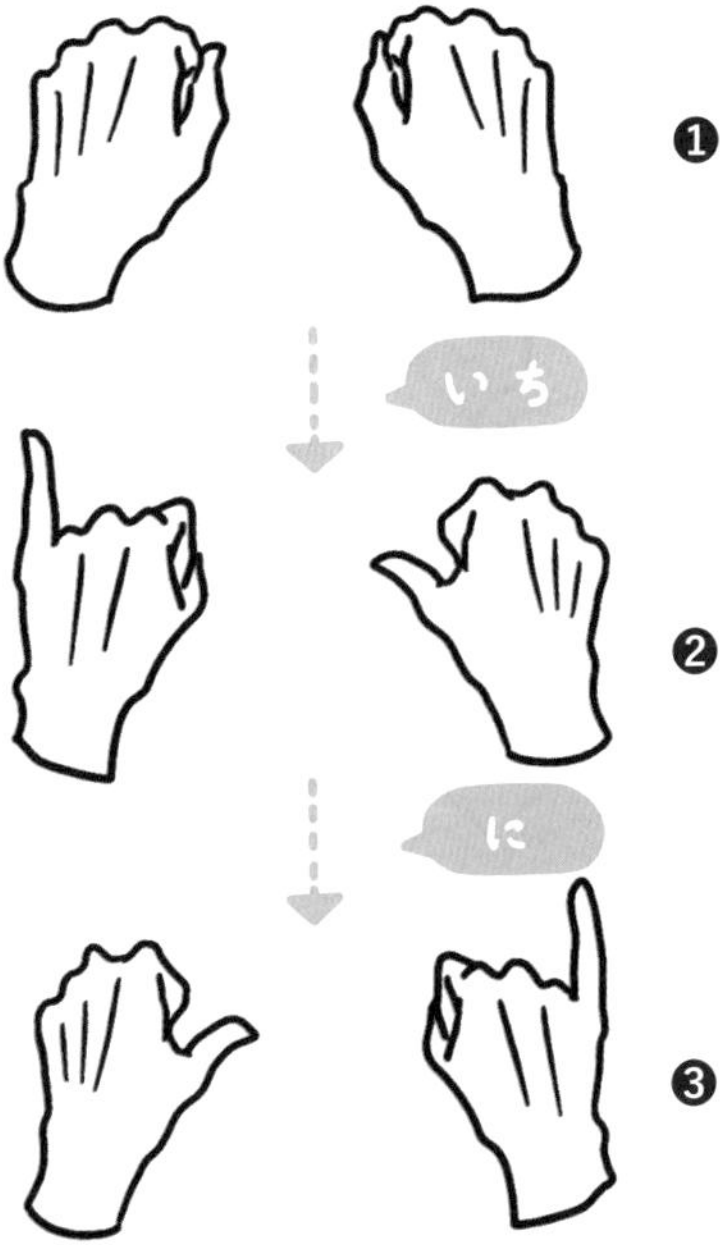

①両手を軽く握って、正面に出します。
②「いち」と声に出しながら、左手の小指と右手の親指を同時に出します。一呼吸置いてからもとに戻します。
③次に、「に」といいながら、反対の左手の親指と右手の小指を同時に出します。「いち」「に」「いち」「に」を何度か繰り返します。

親指と小指を交互に動かすトレーニングです。両手を軽く握って、右手の親指と左手の小指を同時に出します。一呼吸おいて、右手の小指と左手の親指を出します。これを「いち・に・いち・に」といいながら繰り返しましょう。

左右の同じ指を回す

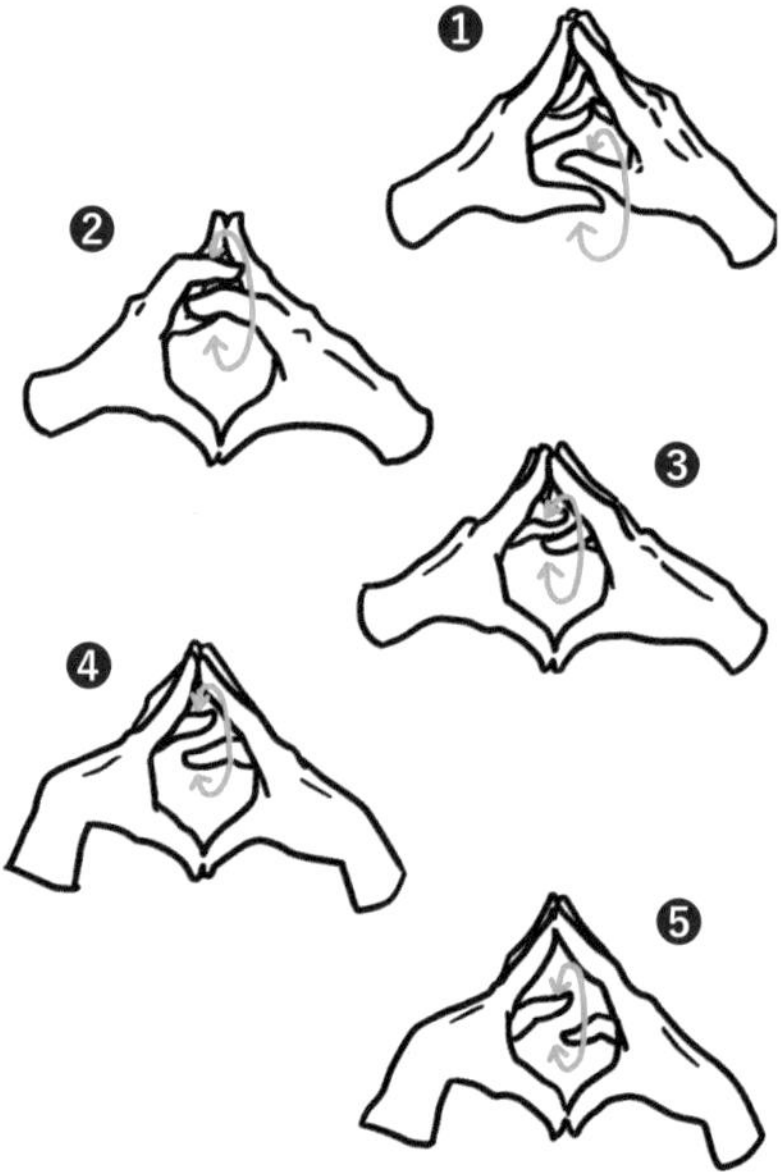

①左右の同じ指同士をつけたら、親指から回します。
②次に、人差し指を回します。指がぶつからないように意識します。
③中指も同じように回します。
④順番に薬指を回します。
⑤最後に小指を回します。一呼吸置いて、小指から逆に順番に回しながら親指へ戻ります。

両手の同じ指同士をつけ、親指をぶつからないように５回ほどクルクル回します。以降は、人差し指、中指、薬指、小指の順番で回していきます。一呼吸置いたら逆の順番で。回している指以外は離れないようにしましょう。

左右の手でジャンケンをする

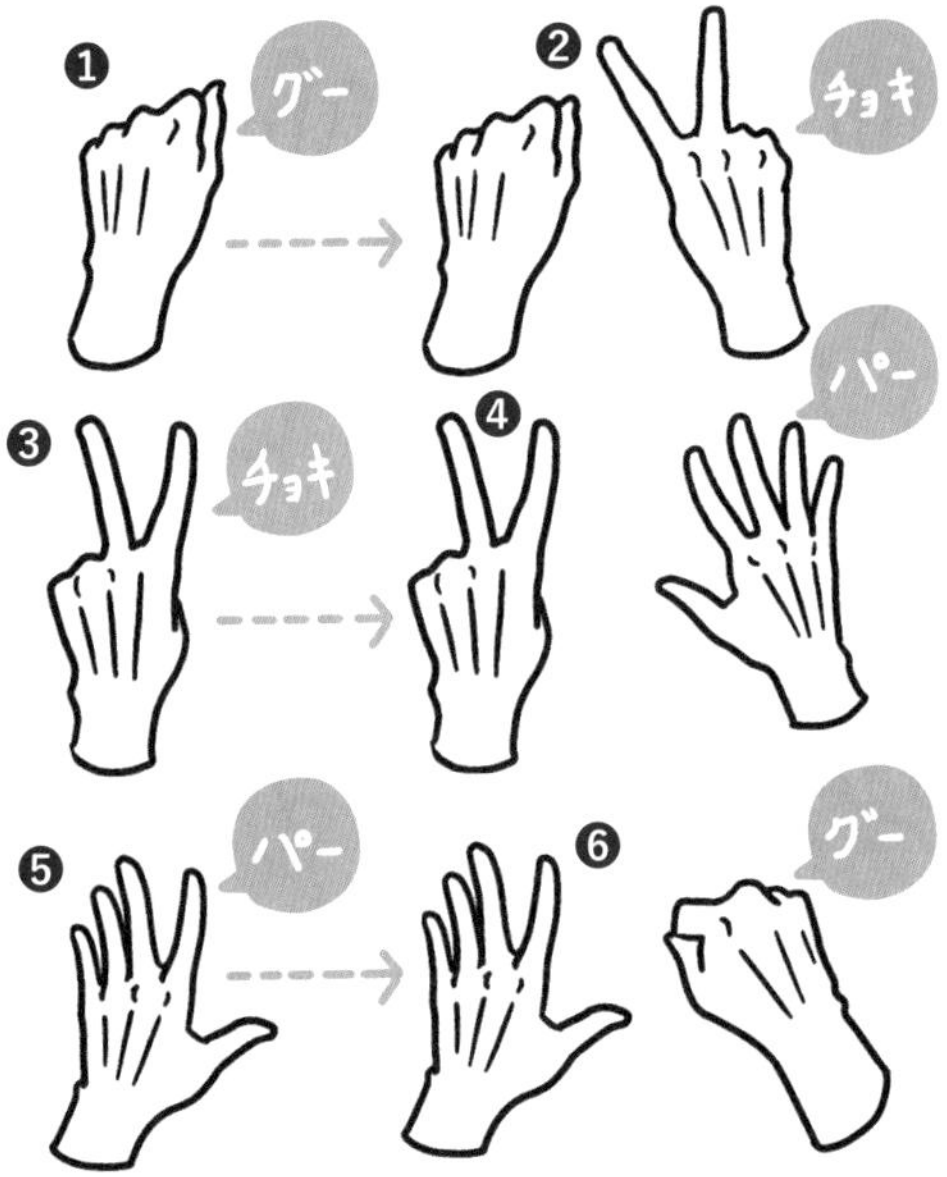

①初めに、左手でグーを出します。
②グーを受けて、右手はチョキを出します。
③左手でチョキを出します。
④チョキを受けて、右手でパーを出します。
⑤左手でパーを出します。
⑥パーを受けて、右手でグーを出します。
勝ち負けを意識しながら、左右を逆にして何回か行います。

「ジャンケン」といって左手を、「ポン」といって右手を出します。このとき、左手が必ず勝つように！慣れてきたらスピードアップしたり、左右の勝ち負けを逆にしたりしてみましょう。

左右の手の指をずらしながら折っていく

❶

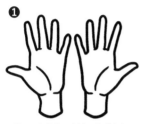

手のひらを上に向けて広げます。

❷

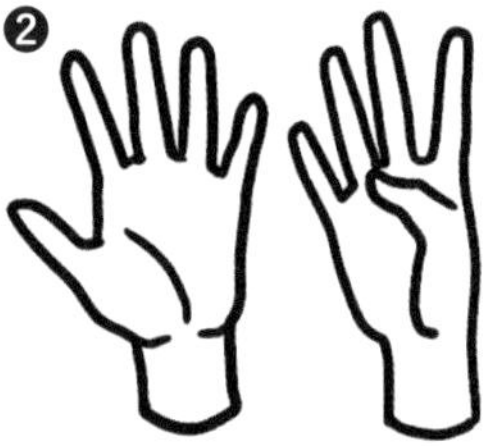

右手親指から折ります。

❸

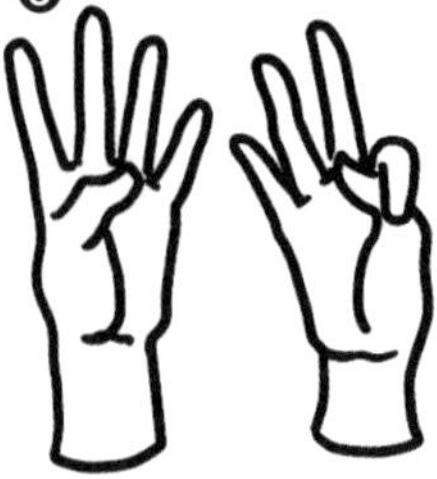

右手の人差し指と左手の親指を折ります。

❹

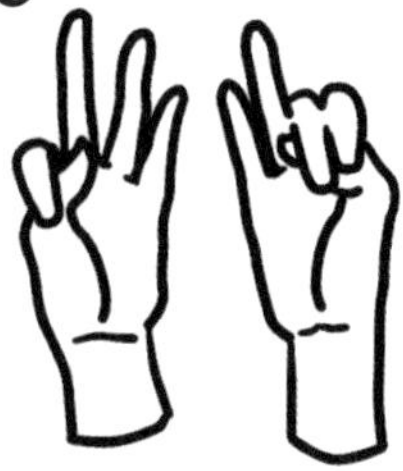

右手の中指と左手の人差し指を折ります。

❺

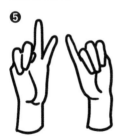

右手の薬指と左手の中指を折ります。

❻

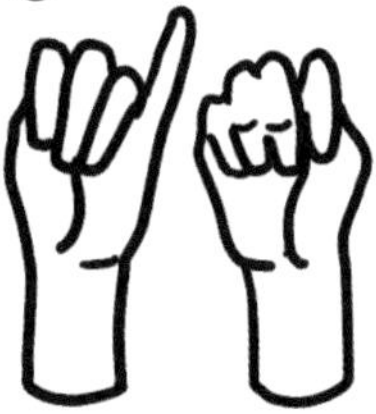

右手の小指と左手の薬指を折ります。

❼

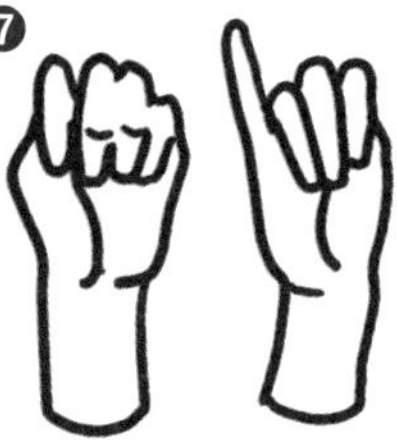

反対の右手の小指を立てて、
左手の小指を折ります。

❽

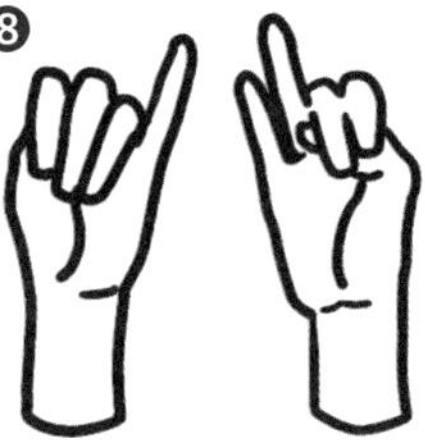

右手の薬指と、左手の小指を順番にずらして立てます。

❾

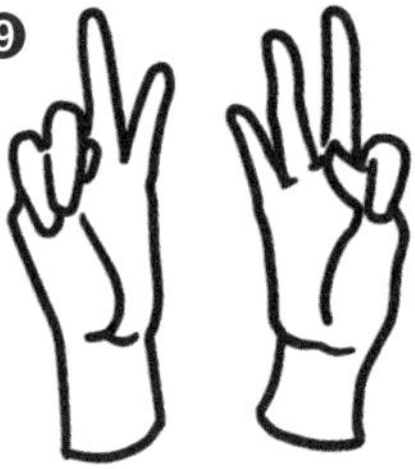

右手の中指と左手の
薬指を立てます。

❿

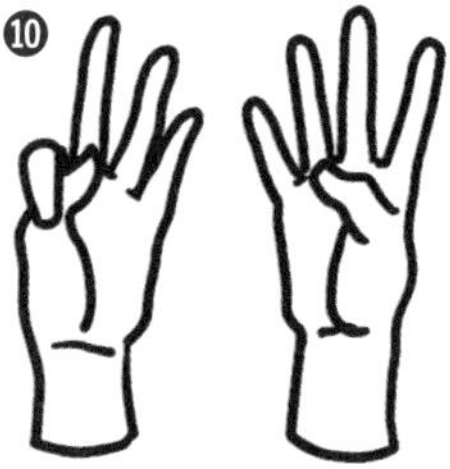

右手の人差し指と左手の
中指を立てます。

⓫

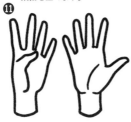

右手の親指と左手の
人差し指を立てます。

⓬

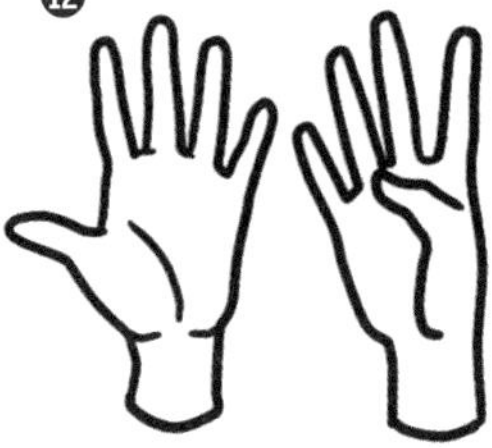

また、②に戻って、⑪までを４から５回繰り返します。

輪ゴムを使ったトレーニング

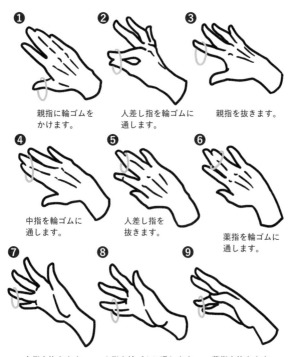

❶

親指に輪ゴムをかけます。

❷

人差し指を輪ゴムに通します。

❸

親指を抜きます。

❹

中指を輪ゴムに通します。

❺

人差し指を抜きます。

❻

薬指を輪ゴムに通します。

❼

中指を抜きます。

❽

小指を輪ゴムに通します。

❾

薬指を抜きます。

親指に輪ゴムをかけて、指の動きだけで、輪ゴムを人差し指→中指→薬指→小指へと移動させます。小指まで行ったら、逆の順番で親指まで戻します。

両手で数字を書く

❶

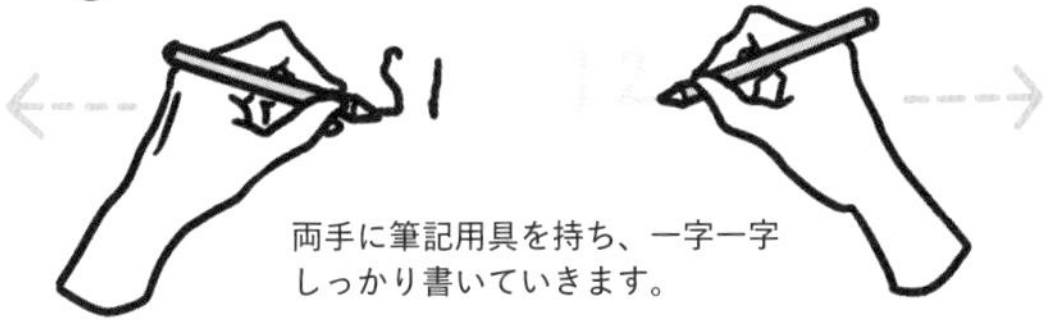

両手に筆記用具を持ち、一字一字
しっかり書いていきます。

❷

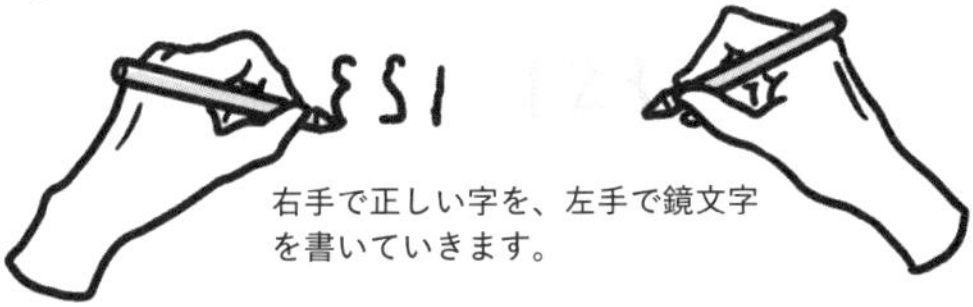

右手で正しい字を、左手で鏡文字
を書いていきます。

❸

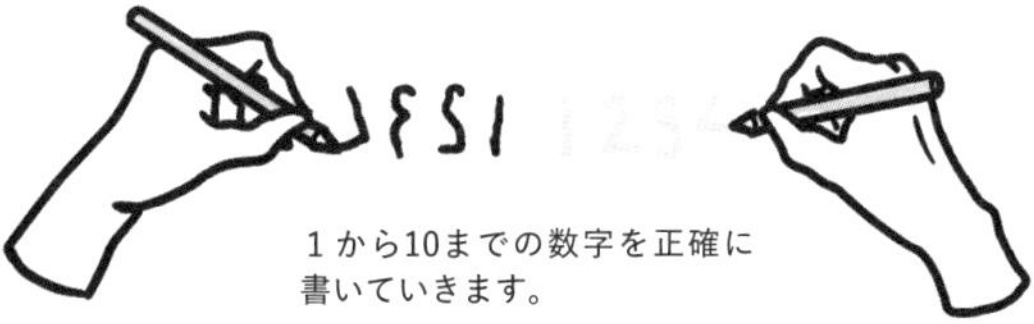

1から10までの数字を正確に
書いていきます。

両手に筆記具を持ち、紙の中央から外側に向かって1〜10の数字を書きます。右手で正しい数字、左手で鏡文字を書きます。ゆっくりと、しっかりとした筆圧で書くことで集中力が高まります。

脳をよい状態に保つには、目の健康にも意識する必要があります。そこで、視線を動かすトレーニングを２種類紹介します。視線を上下、左右に動かすことで目の筋肉を鍛えられます。

目でラインを追う①

●から黒矢印に沿って視線を動かします。
その後、赤矢印に沿って目をできるだけ早く視線を動かします。

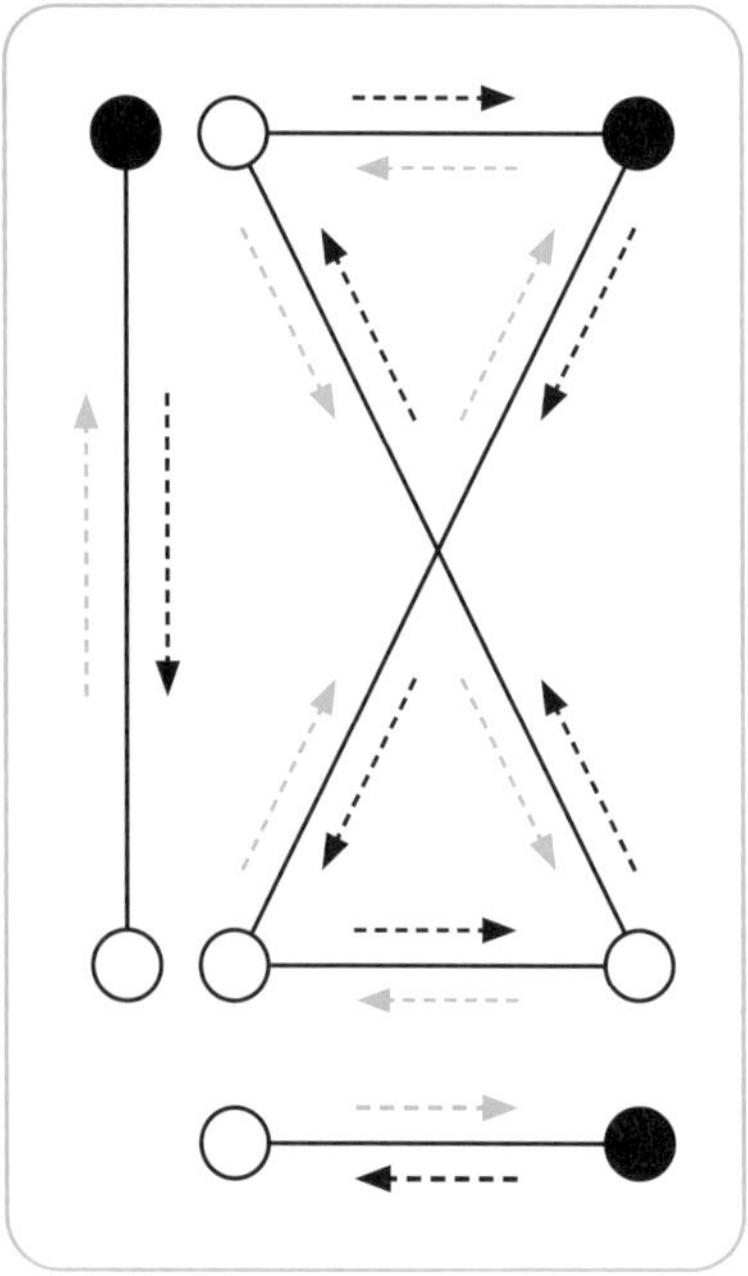

目でラインを追う②

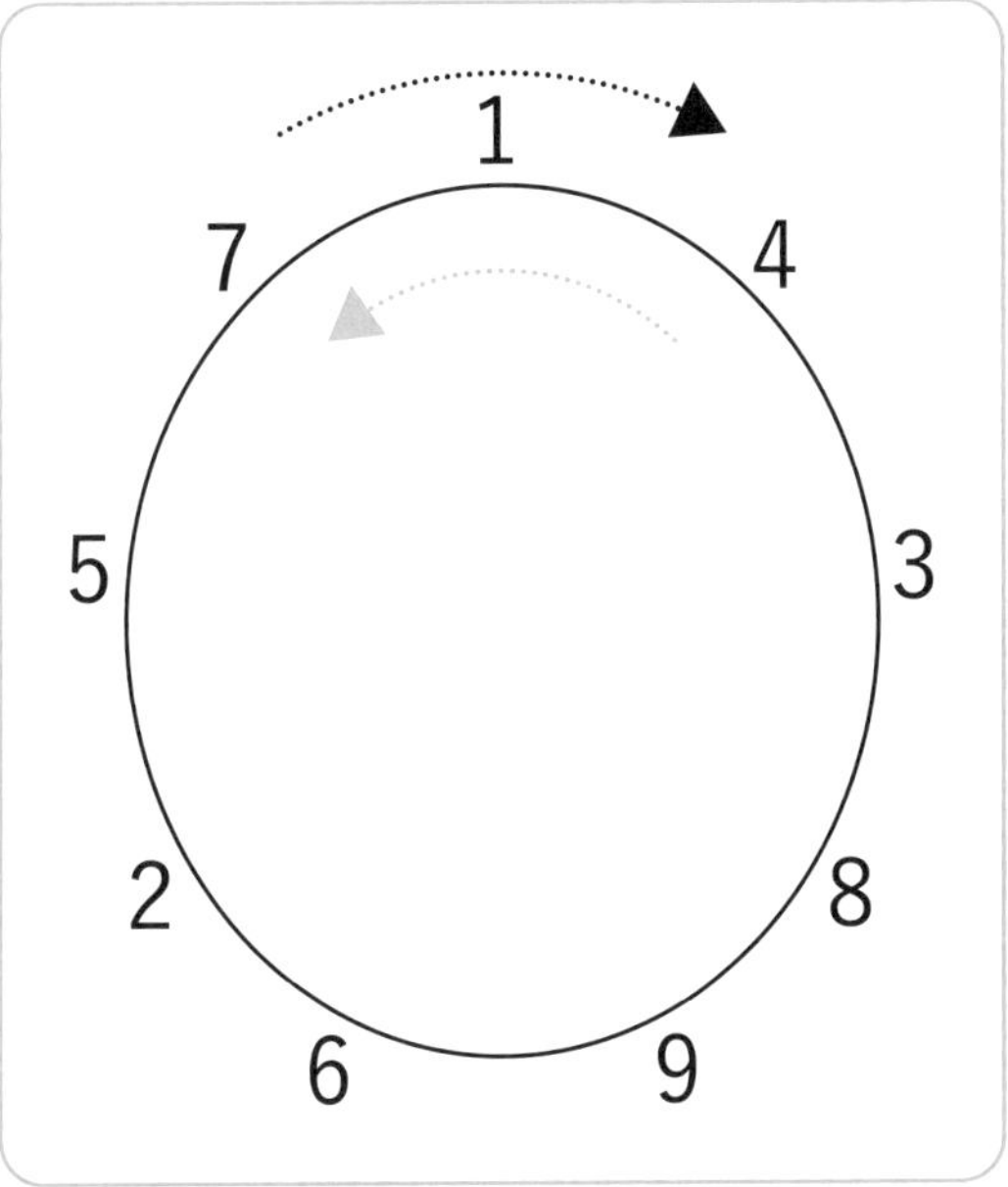

1からスタートして時計回り（黒矢印）に7まで、数えながら視線を動かします。反対周り（赤矢印）も同様に行います。

脳の様々な機能を持つ脳を鍛える「脳トレーニング」を4種類紹介します。

答えを3にする

①	2 □ 5 □ 10 □ 2 ＝ 3
②	2 □ 3 □ 3 □ 5 ＝ 3
③	5 □ 3 □ 3 □ 2 ＝ 3
④	3 □ 3 □ 2 □ 3 □ 3 ＝ 3
⑤	1 □ 2 □ 3 □ 4 □ 1 ＝ 3
⑥	8 □ 2 □ 3 □ 1 □ 1 ＝ 3
⑦	6 □ 2 □ 3 □ 3 □ 3 □ 3 ＝ 3
⑧	4 □ 4 □ 4 □ 3 □ 2 □ 3 ＝ 3
⑨	7 □ 6 □ 3 □ 5 □ 4 □ 4 ＝ 3

左から順に計算して答えが３になるように、□に＋（たす）、－（ひく）、×（かける）、÷（わる）を入れましょう。

➡解答は188ページ

隣り合う数字の足し算

①

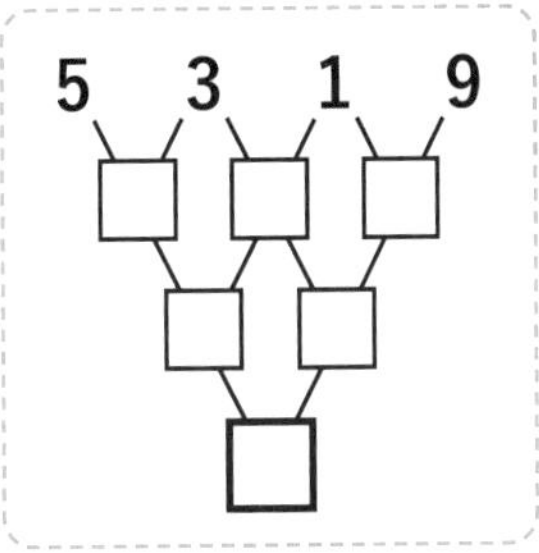

②

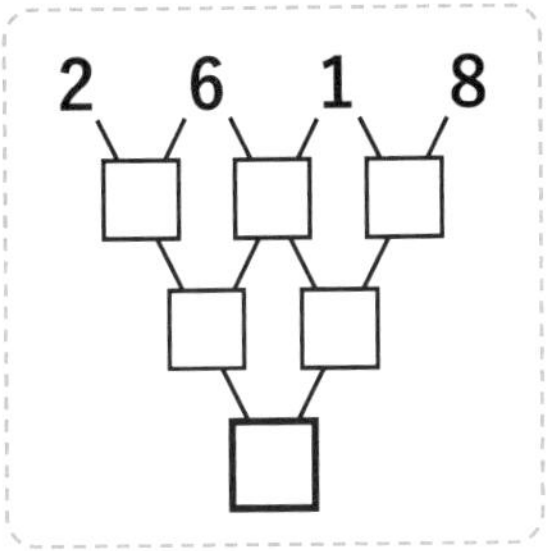

③

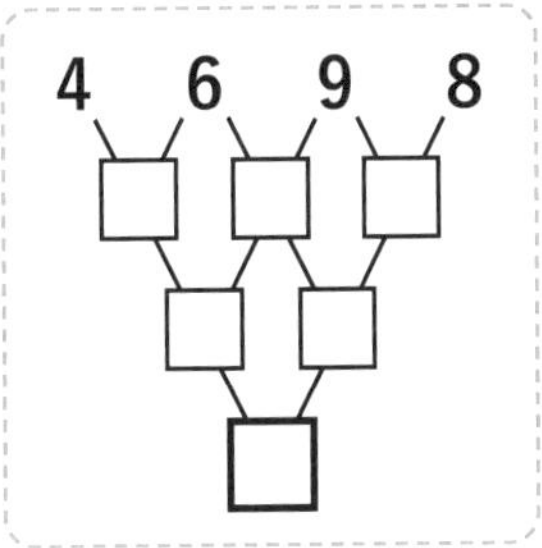

④

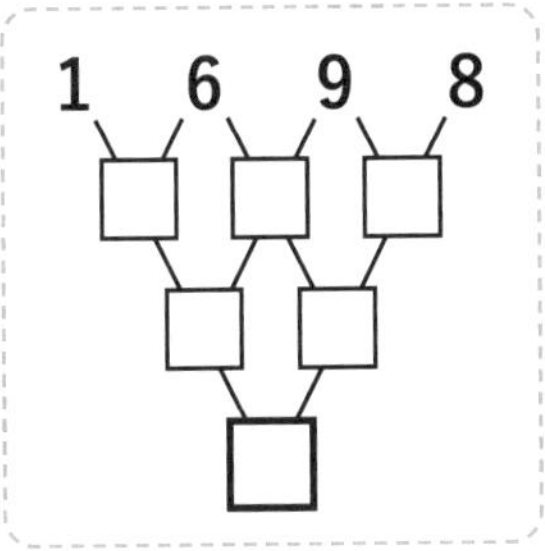

隣り合う数字を足し合わせ、下一桁の数字を□に入れていきます。一番下の□がゴールです。

➡解答は188ページ

絵合わせ

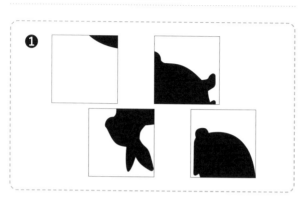

❶

❷

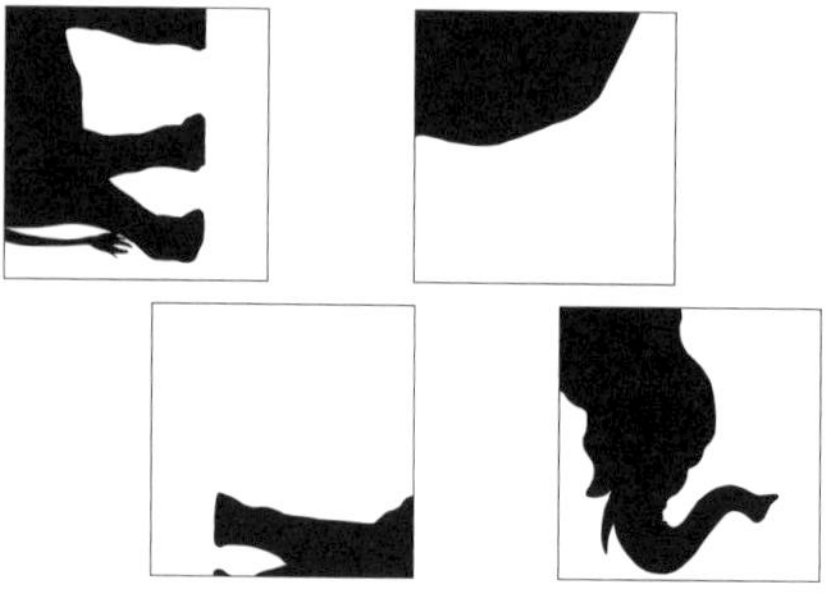

バラバラにした影絵があります。正しく並び替えると何の絵になりますか？正解に気付くと脳が活性化します。

➡解答は188ページ

何時何分？

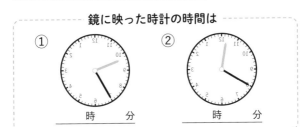

鏡に映った時計の時間は

①

時　　分

②

時　　分

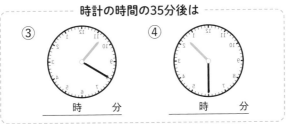

時計の時間の35分後は

③

時　　分

④

時　　分

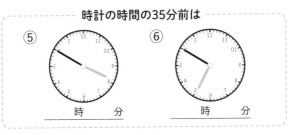

時計の時間の35分前は

⑤

時　　分

⑥

時　　分

鏡に映った時計の時間を考える問題です。経過時間を考える問題は一瞬ではわかりにくく、脳をしっかり使えます。

➡解答は188ページ

脳トレーニング 解答

脳トレーニング①
答えを３にする

①×　÷　＋　　②＋　＋　－　　③×　÷　－
④×　×　÷　－　　⑤×　×　－　＋　　⑥－　÷　×　＋
⑦×　－　÷　＋　－　　⑧＋　＋　÷　＋　－
⑨－　×　＋　＋　÷

脳トレーニング②
隣り合う数字の足し算

①　6　　②　1　　③　7　　④　4

脳トレーニング③
絵合わせ

解答：①ウサギ 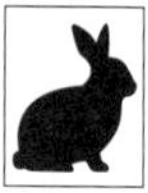　②ゾウ 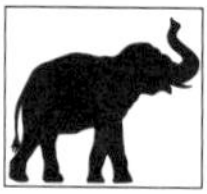

脳トレーニング④
何時何分？

①9時35分　②11時40分　③11時15分　④2時5分
⑤7時35分　⑥4時35分

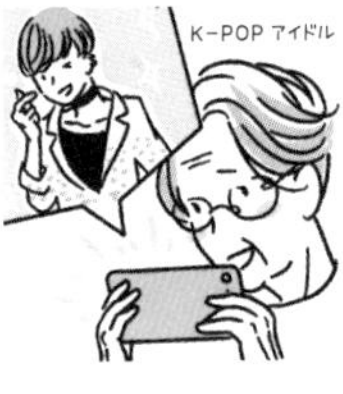
K−POP アイドル

参考文献

白澤卓二著
『120 歳まで健康に生きる方法　長寿脳』（ダイヤモンド社）

白澤卓二著
『脳が 10 歳若返る 1 分脳活』（自由国民社）

白澤卓二監修
『「一生老けない」にいいこと大全』（宝島社）

白澤卓二 著
『健康長寿の人が毎日やっている脳にいいこと』（自由国民社）

白澤卓二著
『脳が若返るたった 5 分！のトレーニング 最新改訂版』
（主婦と生活社）

著者プロフィール

白澤卓二（しらさわ たくじ）

白澤抗加齢医学研究所 所長 医学博士

お茶の水健康長寿クリニック 院長 Residence of Hope 館林 代表

1958年神奈川県生まれ。1982年千葉大学医学部卒業後、呼吸器内科に入局。1990年同大学院医学研究科博士課程修了、医学博士。東京都老人総合研究所病理部門研究員、同神経生理部門室長、分子老化研究グループリーダー、老化ゲノムバイオマーカー研究チームリーダーを経て、2007年より2015年まで順天堂大学大学院医学研究科加齢制御医学講座教授海外での講義が好評を博す。専門は寿命制御遺伝子の分子遺伝学、アルツハイマー病の分子生物学、アスリートの遺伝子研究。米国ミシガン大学医学部神経学客員教授、獨協医科大学医学部生理学（生体情報）講座特任教授、日本ファンクショナルダイエット協会理事長、日本アンチエイジングフード協会理事長、アンチエイジングサイエンスCSO。

著書に『100歳までボケない101の方法』（文春文庫）、『アルツハイマー病が革命的に改善する33の方法』（飛鳥新社）、訳書に『アルツハイマー病　真実と終焉』（ソシム）など300冊を超え、ベストセラー多数。

編集協力　雑賀智也
イラスト　大原沙弥香、Shutterstock
装丁・本文デザイン　熊谷昭典（SPAIS）
校正　安岡昌洋
DTP　秦喜代志（ハタ・メディア工房）
編集人　伊藤光恵（リベラル社）
編集　安永敏史（リベラル社）
営業　津田滋春（リベラル社）
制作・営業コーディネーター　仲野進（リベラル社）

編集部　尾本卓弥・中村彩・杉本礼央菜・木田秀和
営業部　津村卓・澤順二・廣田修・青木ちはる・竹本健志・持丸孝・坂本鈴佳

名医が教える　**脳が老けない最高習慣**

2023年10月23日 初版発行
2024年12月 1 日 3版発行

著　者　白澤卓二
発行者　隅田直樹
発行所　株式会社 リベラル社
〒460-0008　名古屋市中区栄3-7-9
TEL 052-261-9101　FAX 052-261-9134
http://liberalsya.com
発　売　株式会社 星雲社（共同出版社・流通責任出版社）
〒112-0005　東京都文京区水道1-3-30
TEL 03-3868-3275
印刷・製本所 株式会社 シナノパブリッシングプレス

 ISBN978-4-434-32856-5 C2077
　109002